看護の教育・実践にいかす

リフレクション

豊かな看護を拓く鍵

田村由美／池西悦子 著

南江堂

Activating Reflection in Nursing Education and Practice
- A Key to Flourishing in Nursing -
©Nankodo Co., Ltd., 2014
Published by Nankodo Co., Ltd.,Tokyo, 2014

はじめに

　昨今，臨床現場における看護師の成長や実践の質向上にリフレクションが有用であることが認知されつつあり，看護基礎教育，継続教育に携わる教員，臨床現場の管理者・指導者のリフレクションへの関心が高まっている．

　筆者らは，リフレクションは看護実践過程における重要な思考の仕方であり，その思考の基盤となるスキルをトレーニングによって習得すると同時にリフレクション思考を身につけることが可能であると考え，これまで看護学生や臨床看護師，看護管理者，看護教員，臨地実習指導者などを対象にリフレクションの教育に取り組んできた．

　リフレクション思考は一度研修を受講しただけでは身につかない．日頃の看護の中で繰り返し実践し，自分のものにしていく必要がある．本書は，理論を中心としつつも，筆者らがこれまで研修や授業で用いた事例や資料，ワークの要素を取り入れている．また他の雑誌等に掲載された論文の内容を網羅している．そのため，個人の学習はもちろん，リフレクションの勉強会等での活用を期待している．

　本書の構成は，大きく理論編と実践編に分かれる．
　理論編の第1章では，リフレクションの概念の明確化を図り，看護におけるリフレクションについて定義している．また，リフレクションすることをリフレクティブ・プラクティス（reflective practice）と同義で用い，看護実践能力を向上させるための学習方略あるいは学習ツールの1つとして捉える．そのため，リフレクションに関連する学習理論を概説している．第2章は，看護実践とリフレクションについて，臨床実践能力あるいは実践的思考能力，質の高い看護実践，それらとリフレクションとの関連について述べている．
　第3章以降は実践編である．第3章は，看護基礎教育の中でリフレクションをどのように位置づけて学生の実践的思考をリフレクティブに導くか，筆者らの経験を基に述べている．第4章は看護マネジメントとリフレクションを取り上げた．看護組織が学習する組織として変化していくう

えでリフレクションが重要であることを強調している．リフレクションは単に臨床看護師のみならず，看護管理者にとっても重要であることが理解できるだろう．第5章はリフレクション思考の基盤となる5つのリフレクションスキル「自己への気づき」「描写」「批判的分析」「総合」「評価」について解説し，それらのトレーニング方法を紹介している．第6章はリフレクションの学習プロセスの中で鍵となるフィードバックについて述べている．リフレクション思考のトレーニングは，一人ではなかなか難しいものである．本章ではとくに，他者のリフレクション思考を促進するうえでのポイントをフィードバックやコーチングの理論を応用して具体的に示している．第7章はリフレクション学習のプロセスの中で，自分自身でリフレクション思考の発達をアセスメントできる指標について，これまでの先行研究と筆者らの最近の研究を中心に述べている．最後の第8章は看護におけるリフレクションの研究と課題を概説している．看護研究分野の1つとしてどのような研究方法論で看護におけるリフレクションを探求していくのか検討する．

　本書を読み進めるにあたっては，第1章のリフレクションの概念をおさえたうえで，読者が必要と思う章から読み，活用することを提案したい．
　実践をリフレクションすることによって，学生は新たな自己と学習ニーズに気づき，前向きにエンパワーメントされるだろう．また，日々困難な状況に直面している臨床看護師は，実践状況と向き合い対話を繰り返し，今まで学んできたことと異なる視点のケアを取り入れる必要性を学習し，自己の強みや弱みを発見し，強みを伸ばし，パワーレスな状況を克服できると期待する．
　そして，よりよい看護の発展に向けて多くのリフレクティブな看護実践家を育成するため，看護基礎教育や大学院教育，臨床の場に積極的に導入され，検証されることを期待したい．

2014年11月

田村由美

池西悦子

目次

序論　日本の医療システムと日本の看護教育の特性──田村　由美・1
1　日本の医療システムの特徴　　2
　1）2025 年問題　　2
　2）従来の日本の医療システムの特徴と転換　　2
　3）医療システムの転換における問題点　　4
　4）医療ケアの質の低下と看護師不足　　4
2　日本の看護教育の特徴　　6
　1）看護基礎教育　　6
　2）新人看護職員研修ガイドライン　　7

理論編

第 1 章　リフレクションの基礎理論──田村　由美・13
1　リフレクションとは　　14
　1）リフレクションの源　　14
　2）教育にとってのリフレクション　　14
　3）専門職教育にとってのリフレクション　　17
　4）「行為の中のリフレクション」と「行為についてのリフレクション」
　　　　　　　　　　　　　　　　　　　　　　　　　　19
2　リフレクションの定義　　20
　1）さまざまなリフレクションの定義　　20
　2）Rogers の高等教育におけるリフレクションの概念分析　　21
　3）菱沼の看護におけるリフレクションの概念分析　　25
　4）本書の看護におけるリフレクションの定義　　26
3　リフレクションのサイクル　　29
4　看護実践の知とリフレクション　　33

第2章　リフレクションと看護実践——田村　由美●37
1　実践的思考能力と質の高い看護実践　　38
2　看護実践家としての成長とリフレクション　　43
　1）看護実践能力の向上とリフレクション　　43
　2）臨床現場における継続教育：標準的な学習パラダイム　　45
　3）臨床現場における継続教育：正統的周辺参加学習から考える　　48
　4）臨床現場における継続教育：職務に埋め込まれている教育システム　　48

実践編

第3章　リフレクションと看護教育——池西　悦子●55
1　キャリアマネジメントとリフレクション　　56
　1）キャリア　　56
　2）キャリアマネジメント　　56
　3）目標管理　　57
　4）看護師は目標管理を行えているか　　58
　5）キャリアマネジメントにおけるリフレクションの活用　　59
　6）看護基礎教育におけるキャリアマネジメントの学習　　60
2　看護基礎教育におけるリフレクション　　63
　1）看護基礎教育の現状　　63
　2）看護学・看護実践とリフレクション　　63
　3）根拠に基づく看護実践とリフレクション　　64
　4）「看護師のように考える」学びとリフレクション　　65
　5）看護基礎教育におけるリフレクションの実践事例　　66
　6）看護基礎教育におけるリフレクションの意義・方法　　69
3　看護継続教育におけるリフレクション　　71
　1）新人看護師教育におけるリフレクションの意義　　71
　2）新人看護師教育におけるリフレクションの導入例　　75
　3）新人看護師のリフレクションを促す指導者のフィードバック　　77
　4）新人期以降の継続教育におけるリフレクション　　79

第4章　看護マネジメントとリフレクション──池西　悦子・83

1　質の高い看護実践につなげるマネジメントとリフレクション　84
　　1）マネジメントとは　84
　　2）質の高い看護実践とマネジメント　84
　　3）看護における知識とマネジメント　85
　　4）リフレクションによる知識の表出と共有　88
　　5）自己気づきの認識レベルとリフレクション　92
　　6）管理者におけるリフレクション　92
2　チーム・組織の学習とリフレクション　94
　　1）学習する組織　94
　　2）個人の学習（実践）から組織の学習へ　95
　　3）ダブルループ学習理論とリフレクション　98

第5章　リフレクションのスキルとトレーニング──田村　由美・101

1　リフレクションに必須のスキル　102
　　1）自己への気づきのスキル　103
　　2）描写のスキル　105
　　3）批判的分析のスキル　106
　　4）総合のスキル　107
　　5）評価のスキル　108
2　リフレクション思考に必須のスキルのトレーニング法　109
　　1）自己への気づきのスキルのトレーニング　109
　　2）描写のスキルのトレーニング　113
　　3）批判的分析のスキルのトレーニング　116
　　4）総合のスキルのトレーニング　118
　　5）評価のスキルのトレーニング　118
3　リフレクションのトレーニング　120
　　1）リフレクション学習のための準備　120
　　2）リフレクション学習の進め方　121
　　3）リフレクティブジャーナルの活用　125

第6章　リフレクションを促進するフィードバック ——田村　由美・129
1　フィードバックとは　　130
　　1）学習におけるフィードバックの影響　　130
　　2）リフレクション学習におけるフィードバック　　131
2　リフレクション学習におけるフィードバックのスキル　　134
　　1）傾聴する　　135
　　2）承認する　　139
　　3）オープンでパワフルな質問をする　　141
3　ピア・コーチング　　143
　　1）ピア・コーチングのプロセスと要素　　143
　　2）ピア・コーチングの特徴　　145
　　3）ピア・コーチングのタイプ　　146

第7章　リフレクションのアセスメント ——池西　悦子・149
1　リフレクションのアセスメントの考え方　　150
　　1）アセスメントの定義　　150
　　2）リフレクションをアセスメントする意義　　151
　　3）リフレクションのアセスメントにおける課題　　153
2　リフレクションのアセスメントの対象　　155
　　1）リフレクションの過程と成果　　155
　　2）リフレクションの深さと広がり　　157
3　リフレクションのアセスメント指標　　159
　　1）海外のリフレクションのアセスメント指標　　159
　　2）日本のリフレクションのアセスメント指標　　161
4　アセスメント指標を用いたリフレクションの実際　　167

第8章　看護におけるリフレクションの研究と課題 ——田村　由美・171
1　海外のリフレクション研究の動向　　172
2　日本におけるリフレクション研究の動向　　174
　　1）筆者らの看護におけるリフレクションに関する研究の軌跡　　174
　　2）リフレクション研究の文献レビュー　　175
　　3）アクションリサーチを用いたリフレクションの研究　　179

4）エスノグラフィーを用いたリフレクションの研究　　180
　3　リフレクション研究の今後　　182

あとがき──田村　由美・187

索引　　193

序論　日本の医療システムと日本の看護教育の特性

　看護におけるリフレクションの成書ともいえる『Reflective Practice in Nursing–The Growth of the Professional Practitioner』(Palmer A, Burns S, Bulman C ed.) は，1994年の初版以降，1999年第2版，2004年第3版，2008年第4版と版を重ね，2013年3月第5版が刊行された．「看護における反省的実践–専門的プラクティショナーの成長」(田村由美，中田康夫，津田紀子監訳，ゆみる出版，2005年)は，第2版を翻訳したものである．

　原書の初版刊行から20年，翻訳書出版からもすでに9年が経過したことになる．その間，日本の看護界でもリフレクションやリフレクティブ・プラクティスの重要性についての文献は増えている．この背景には，21世紀の社会の中ではこれまで以上に社会の変化に対応した看護師の実践能力が求められ，そのために看護職の育成のあり様を見直す必要があることが関連している．

　本書では，看護におけるリフレクションに関して，理論的な事柄だけではなく，むしろ看護実践の中でリフレクションを活用するための学習の方法とその実際を中心に取り上げている．それらをよく理解するためには，日本の医療システムの特徴やそれらと関連する看護実践上の課題，看護教育の特性を知っておくことが重要である．

日本の医療システムの特徴

1）2025年問題
　日本の保健医療を取り巻く環境は，世界一の少子高齢化の急速な到来・進展，医療技術の進歩，疾病構造の変化，国民の権利意識の高揚などにより，この数年劇的に変化した．とりわけ，現在は「2025年問題」が議論の的である．

　2025年問題というのは，団塊の世代（ベビーブーム世代）が2015年には高齢者（65歳以上）に到達し，その10年後の2025年には高齢者人口は3,500万人以上に達すると推計され，医療費などの社会保障費の急増が懸念される問題である（図1）．そこでは，自立度の低い介護を要する認知症の高齢者の増加，一人暮らしの高齢者世帯の増加，都市部での高齢者世帯の増加など，これまでと異なる問題が起こることが推測される．国民医療費は，2012年度には39兆円を超え，国内総生産の8.3％を占めるようになり[1]，すでに国家財政に支障をきたしているが，2025年には高齢者の医療費は医療費全体の50％にもなるとも予測され，国家財政はますます逼迫することが懸念される．医療・介護の体制面では，患者数の増加により，これまでと同じように急性期病院で患者を受け入れ続けることは機能的にも財政的にも難しくなること，死者数の増加により医療・介護施設で看取ることは難しくなることが確実視されている．

　このように，高齢者率の高さ，すなわち，高齢者の「数の多さ」が問題となるということである．

2）従来の日本の医療システムの特徴と転換
　そもそも日本の医療システムは，1961年の国民皆保険体制の確立により，入院費が安いこと，病院が外来診療に積極的であること，そのため外来診療へのアクセスがよいことなど，他国に比べて高く評価されている[2]．また，日本の医療システムは，医療供給を民間が行い，費用を

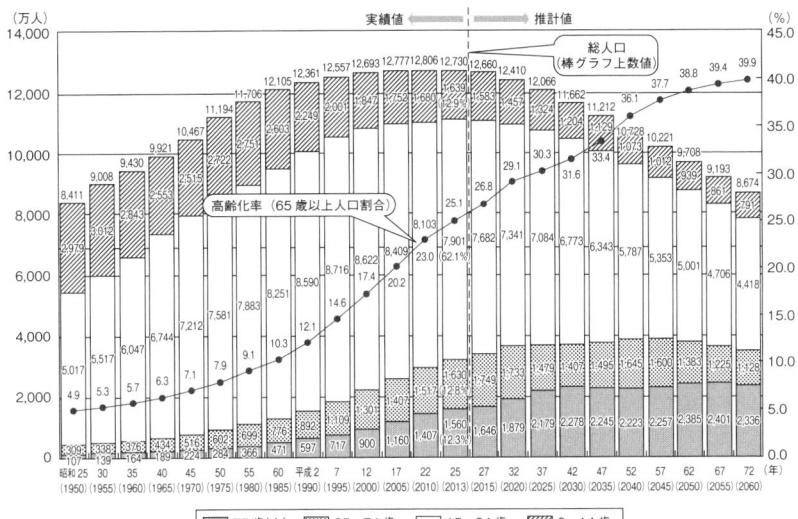

図1　高齢化の推移と将来推計

［平成25年度高齢化の状況及び高齢社会対策の実施状況．平成26年版高齢社会白書，内閣府，2014より引用
http://www8.cao.go.jp/kourei/whitepaper/w-2014/zenbun/pdf/1s1s_1.pdf（2014年9月16日検索）］

保険と公費が負担しているという特徴から，外来受診率が非常に高く，入院率が低い反面，在院日数が際立って長く，社会的入院の色彩が高い施設収容型である．

　しかし，上述したような2025年の医療・介護，財政面に問題をきたす超高齢社会像を見据えて，社会保障制度改革が推進されている．医療システムでは，システムの転換，すなわちプライマリケアの重視，施設ケアから在宅ケアへの重視，自宅や高齢者施設での看取りができる体制の整備が必要になっている．「『何かあったら病院で，病気が治るまで入院させて』といった時代は，すでに終わった」[3]という表現は実に的を射ている．

3）医療システムの転換における問題点

　このような医療システムの転換によって，医療の質の低下や医療格差などが生じることが危惧されている．

　一例として，国は入院日数の短縮を誘導すべく，DPC制度（入院医療費の包括支払い制度）の導入や，診療報酬の算定要件に「在宅復帰率」を設けるなどの改革を行っている．しかしながら，「長い入院日数と，少ないスタッフ数」が特徴の日本の医療体制が簡単に変革できるとは考えられない．在院日数の短縮化が進められている一方で，医師，看護師をはじめとする医療スタッフ数は旧態のままである．そもそも，医師数は法定人数を下回ることが当然視されるという異常事態が続いており，看護師の不足・業務過多の問題も叫ばれて久しい．入院日数が長ければ，入院中にゆっくり治療やケアが行え，患者の身体的，精神的，社会・環境的状態・状況を把握する時間が取れ，スタッフが少なくても，なんとかやって来られた．しかし，日帰りや1泊での手術も広がっており，在院日数の短縮が進めば，現場が疲弊し，医療の質が低下することは目に見えている．また，早く退院させられるものの，療養施設，介護施設が不足し，在宅介護サービス体制も十分に整っていない地域においては，患者が退院後に必要な支援が受けられないおそれがあり，医療格差が生じると懸念されている．

4）医療ケアの質の低下と看護師不足

　人員不足にある医療現場において，医療技術はますます進歩し求められる知識やスキルも増加し，また患者中心の医療や患者安全に取り組む現場の緊張感がますます高くなり，ストレスによる看護師の離職の問題も浮上している．看護職を取り巻く環境は，社会状況や制度改革の影響を強く受けるのである．

　看護師不足は，<u>看護師育成の教育システム</u>や勤務条件，労働環境など多くの要因が関与しており，看護師不足こそが医療ケアの質と安全に関する問題の核心である．また世界的な看護師不足は，①「やる気のある看護師」の不足，②必要だと考えられる看護師の数を維持するための資

金不足，③ケアを行うために看護師が必要だということについての組織や機関などの経営管理者の理解不足，④看護教育とエンパワーメントの不足，が原因分析の基本的な視点であるといえる[4]．

　進展する超高齢社会において，今後，看護職への国民の期待がますます高まると推測される．それに応えるためには，質の高い看護実践家や，その質を左右する看護管理者が求められている．次項では，質の高い看護実践家とその質を維持するための教育システムについて述べる．

2 日本の看護教育の特徴

1）看護基礎教育

　日本の医療システムが社会の変化とともにあることから，看護が変化する社会のニーズに対応するのは必然である．今日の知識基盤社会における急激な少子高齢社会の到来は，看護職に求められる科学的知識・スキルが増えると同時に役割が拡大していくと考えられる．したがって，このような変化の時代に対応する質の高い看護師の育成は必至である．

　日本の看護基礎教育の特徴の1つは，教育制度が多様なことである（図2）．近年，看護系大学の数は増加しているが，看護基礎教育を一本化するにはいたっていない．

　確かにこれらの多様な看護教育システムによって，毎年約5万人の新卒看護師が誕生する．しかし，看護基礎教育課程では，国家試験に必要な知識を重視して教育しており，看護技術は原理原則を適用できることを重要視してきた．また，病院など施設内看護中心かつ，一人の対象者の看護の知識・技術・態度の修得に力を注いできた．そのため，近年の施設から在宅へのケアの場の移行という社会のニーズに教育が追い付いていない現状がある．

　また一方，臨床ではエビデンスに基づく看護実践が重要視され，臨床判断能力や応用力，科学的思考能力が重要になってきた．そのため，卒業後実践現場に入った新人看護師は，業務を時間通りに終えることに必死になり，複雑な看護実践の現場にスムーズに移行できずリアリティショックを感じ，自信がもてないまま離職を考えるようになる．つまり，看護師が有する卒業時の看護実践能力と実践現場で求められる能力の乖離が問題になる．これまでも看護基礎教育の過密なカリキュラムは問題にされてきたが，この卒業時の実践能力と現場で求められる能力の乖離を埋めようとすることで，現在はますます過密さに拍車がかかっているといえる．限られた時間の範囲内で求められる能力をどう育成するかが今教員に突き付けられた大きな課題である．

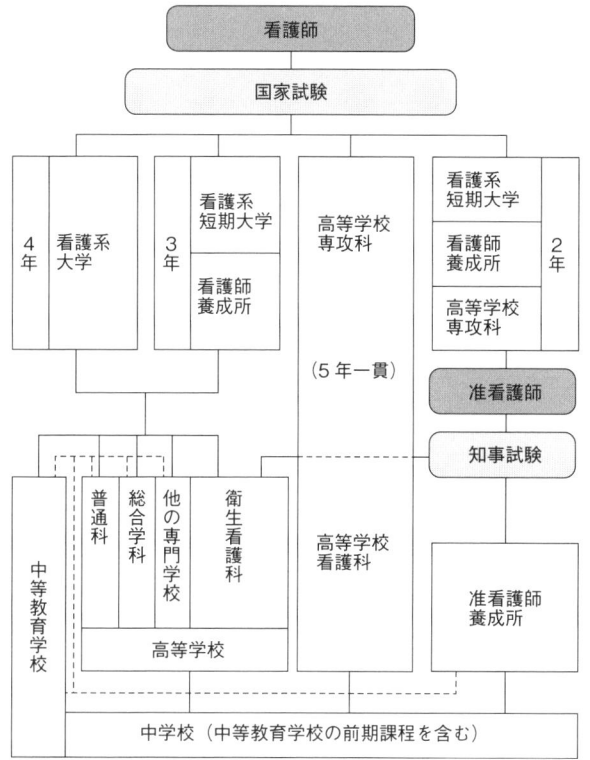

図2　日本の看護基礎教育制度
[高等学校における看護教育，文部科学省より引用
http://www.mext.go.jp/a_menu/shotou/shinkou/kango/
(2014年7月20日検索)]

2）新人看護職員研修ガイドライン

　看護の質と安全の向上，ならびに早期離職者の防止を目的とした，「保健師助産師看護師法及び看護師等の人材確保の促進に関する法律」の改正により，2010年4月1日から新たに業務に従事する看護職員の臨床研修などが努力義務となっている．さらに，翌2011年，厚生労働省は新人看護職員研修ガイドラインを提示した．そのガイドラインでは，「Ⅰ　看護職員として必要な基本姿勢と態度」「Ⅱ　技術的側面」「Ⅲ　管理

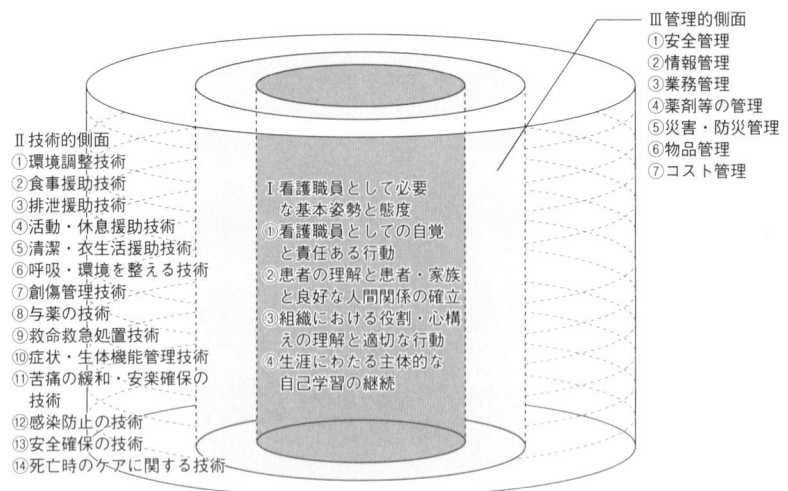

図3　臨床実践能力の構造
［新人看護職員研修ガイドライン（改訂版），p.7，厚生労働省，2014より引用
http://www.mhlw.go.jp/file/06-Seisakujouhou-10800000-Iseikyoku/0000049466_1.pdf（2014年9月16日検索）］

的側面」からなる臨床実践能力の構造（図3）を示し，到達目標を設定して研修計画を実施するようになっている．そのための組織体制として，プリセプターシップ，チューター制，メンターシップなどの指導体制の工夫をすることも指摘している．

　この研修制度の努力義務化によって，一定の効果は上がっているという報告もある[5]．しかし一方で，新人看護職員を指導する役割を担う中堅看護職の負担と疲弊の問題が生じている．

　このように，看護教育は基礎教育のみならず現任教育でも大きな転換期を迎えている．

●まとめ

　リフレクションは，本稿で述べてきたこれらの問題を解決する魔法の杖にはならない．しかし，リフレクションという思考の仕方は，看護学生から看護専門職者にいたるまで，看護実践能力の向上と看護の発展のために重要であるという共通認識が生まれつつある．本書は，看護学生，臨床看護師が看護専門職としてのアイデンティティのもと，看護実践の質を高め，成長するためにリフレクションという思考の仕方を身につけ習慣化することを期待している．

▶文献

1) 平成24年度 国民医療費の概況，p.3，厚生労働省，2014
http://www.mhlw.go.jp/toukei/saikin/hw/k-iryohi/12/dl/data.pdf（2014年10月9日検索）
2) 渋谷健二ほか：優れた健康水準を低コストで公平に実現する日本型保健制度の将来：国民皆保険を超えて．The lancet 日本特集号 国民皆保険達成から50年，p.100-112，日本国際交流センター，2011
3) 宇都宮宏子，秋山正子，鈴木樹美ほか：病棟から始める退院支援・退院調整の進め方の実践事例（宇都宮宏子編），p.4，日本看護協会出版会，2009
4) Hui Han：日本における看護師不測の実態．Journal of East Asian Studies 10：1-24, 2012
5) 水口京子，佐藤朋子，木村ひろみ他：新人看護職員の臨床研修におけるローテーション研修の効果—看護技術経験状況および習得状況の分析．国立看護大学校研究紀要 11（1）：20-28，2012

理論編

1章 リフレクションの基礎理論

　看護におけるリフレクションの意義や重要性が徐々に浸透し，看護基礎教育，現任教育でリフレクションの学習を取り入れている報告が増えた．リフレクションの学習の形態はさまざまであるが，リフレクション思考の核となるスキル（reflective skills）の修得[1]，あるいは臨床看護師の実践経験の語り（ナラティブ）[2]を共有し合うことが主流である．

　一方で，リフレクションの意味がわかったようでわからない，どのように行えばよいかわからないという声も多い．そのため，リフレクションについて学ぶことをテーマにした研修などで，参加者からはどのようにリフレクションをするかリフレクションのハウ・ツーを教えてほしいという要望が強くある．確かに，「このようにすることがリフレクションです」とシンプルに答えたいとも思う．しかし，リフレクションは，人の思考の仕方であるだけに統一した決まりはない．

　このリフレクションという用語の概念の曖昧さが，実践主体の看護教育が重要であるとされており，それにはリフレクションの学習が有用な方法の1つであるにもかかわらず，現実はリフレクションが看護教育に広く浸透するにいたらず，いまだ直線的問題解決思考重視になっている原因の1つであろう．言い換えれば，リフレクションの概念を看護教育に適用するには，リフレクションの概念は，まだ十分に吟味されているとはいえないのが現状である．

　そこで，まず，リフレクションの意味の説明から始める．次に，リフレクションや看護のリフレクションの考え方に深く影響したDeweyとSchönのリフレクション関連理論を概説する．そして，看護の教育的視点を加えて，看護におけるリフレクションの概念整理をする．

1 リフレクションとは

1）リフレクションの源

　リフレクションの概念は，ギリシャの哲学者のソクラテス（BC470-399）やプラトン（BC427-347），アリストテレス（BC384-322）の考えに遡る．ソクラテスは，合理性と道徳的善*の力について述べ，弟子であったプラトンと問答法によって，「教育の目標は情報の提供ではなく，個々が疑問をもって，それを検証して示された考えや価値について内省するようになること」と教育の目標を導いている．また，プラトンの弟子アリストテレスは，「現象というものは，批判的吟味を通して明らかにする，あるいは説明することができる」と述べている[3]．

　さらにアリストテレスは，「ニコマコス倫理学」[4]の中で，実践の学問は，実践を熟考し，自らの見識を発展させるために，感情や想像力に注意を払うことで，合理的思考に偏らない実践知（フロネーシス）に発展させ，それを実社会で実践することに重きを置いている科学であると述べている．

2）教育にとってのリフレクション

　看護教育に限らず，教育におけるリフレクションの概念に影響を及ぼしたのは，教育哲学者Dewey（1859-1952）である．Deweyは，思考と行動とは直接つながっていなければならないと強調し，「経験」の重要性を指摘し，「リフレクションの中心は経験である．経験をリフレクティブ思考のプロセスを通して学習することによって，人の理解力，あるいは思考力は向上し，磨かれ成長する」[5]と述べている．つまり，「行動」「経験」「リフレクションのプロセス」の3要素が重要であること

　＊道徳的善：倫理学の最も基本的な主題の1つであり，道徳的な価値としての良さ，道徳的に正しいこと，多くの人が是認するようなものを指す．古代ギリシャには，幸福をいっさいの本性的活動の究極目的とみなす考え方があり，そこからアリストテレスは，道徳的善を徳に即しての人間の魂の活動と考えた．

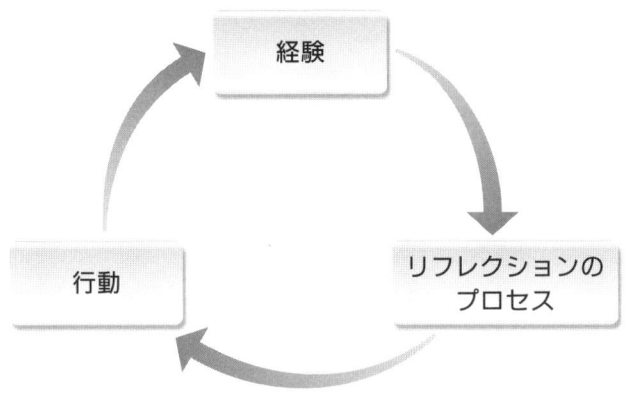

図1　Deweyの学習におけるリフレクションの3要素

が理解できる（図1）．

　Deweyは，「経験とは，意味を反省的に認知し，目的的，自覚的に使用するという知性的な思考に基づく活動であり，われわれが行おうとしていることと，結果として生じることとの間の，特殊な関連を発見するために自覚的に努力する活動である」とし，また，経験とは，「実験的行動であり，直面している状況の有する特質を明確化し，それに適切かつ効果的な指導観念を考案し，それに基づいて行動するという，確実性をもって現実の世界における問題解決のための活動を導く，さらに，未来の経験を能動的に構成しようと試みることである」とも述べている[6]．そして，「経験は，自然とその個人との，直接的で根本的な結びつきを意味する．観察は感覚を通じて進められる．だから，知識の妥当性が観察によって，その起源において検証されるのであれば，感覚を通じて得られた『観念』のみが，物質的な事柄に関して信じるに値するものとなる」[7]としている．これは言い換えると，経験で用いられた知識の妥当性をリフレクションで検証する場合，感覚を通じたリフレクションで得られた考え・知識（＝観念）に価値があるということである．

　つまり，経験とは，そもそもリフレクティブな思考を含んだ「行動

(action)」の結果であり，何かについて「考えること（thinking），（行為を）すること（doing）」や「感じること（feeling）」である．そして，経験のリフレクションから何かを得るには感覚，つまり「<u>感じること（feeling）</u>」が重要である．

●「経験」という言葉の概念について

　経験という言葉は日常的によく使われるが，Jasperは，その「経験」という概念にもいくつかの見方があると述べている[8]．

　まず，日常よく使う「経験」は，たとえば，『私は，この夏初めて海外旅行の「経験」をした』という場合である．ここでいう「経験」の意味は，「私」に起こった何か（事柄）であり，それは何なのか具体的に表現された事柄である．2つ目は，『彼女は，グループワークを促進することに関して「経験」が豊富である』という場合の「経験」である．この場合の「経験」は，ある特別な知識やスキルに長けているという意味である．3つ目は，『私は昨日，何か不思議な「経験」をした』という場合である．この場合の「経験」は「経験した」という動詞的使用であり，私が何かを体験したのであり，私がその「体験」を不思議だと思ったという，「私の思い」を含むその事柄を「経験」といっている．

　さらに，Jasperは，経験は，身体的経験，知的（心的）経験，情緒的経験，スピリチュアルな経験，宗教的な経験，社会的経験，バーチャルな経験，主観的な経験などに分類でき，リフレクションする場合の経験には，知的（心的）経験，情緒的経験，主観的経験が最も関連すると述べている．

　知的（心的）経験は，知的で意識的な気づき（自覚）である．そして，それは，思考，受け止め，記憶，情緒，will（意志），想像などの無意識なプロセスを含んでいる．情緒とは，私たちが何かについてどのように感じるかであり，共感の度合いであり，喜怒哀楽に代表される感情とは少し異なり，感情よりもっと持続的な気分を指す．情緒的経験とは，情緒に強く訴えかけられるような経験である．主観的というのは，環境

との相互作用に基づく，現実のできごとに対する個々の受け止めであり，主観的経験とは，多くは自分が行動主体となっている経験である．その人のその経験は唯一無二であり，経験は教科書で一律に学ぶようなものではない．

3）専門職教育にとってのリフレクション

　看護職の教育を含む専門職の教育におけるリフレクションに深く影響したのは，Schön（1930-1997）の新たな専門家像の考え方である．

　Schön はマサチューセッツ工科大学で Dewey の教育理念や考え方を基盤にして組織学習を研究し，建築家，精神科医，都市計画者などの仕事を観察し，彼ら専門家は日々の複雑で不確実で，かつ矛盾に満ちた葛藤の多い現場で，変化する状況を瞬時に読み解き，その状況だけで通用する理論を構築していることに気づいた．また，仕事の最中に気にかかった事柄をそのままにせず，後でリフレクションをしていることを明らかにし，リフレクションの概念定義を，

> （その）行動によって，（その行動に使った）ある知識がどのように予期せぬ結果を引き起こしたかを知るために，（その）行動を振り返ることである．われわれは，その（こと）事実が起こった後，静けさの中でそれを振り返るかもしれないし，またその行動のただなかで立ち止まって振り返るかもしれない（stop and think）[9]（下線は筆者による）

とし，下線部前者を行為についてのリフレクション（reflection-on-action），下線部後者を行為の中のリフレクション（reflection-in-action）と名付けた．そして，このようなリフレクションをしている人々のことをリフレクティブ・プラクティショナー（reflective practitioners：リフレクティブ実践家）とよんだ[10]．

　さらに，Schön は，専門教育におけるカリキュラムの中心的要素は実践であり，その教育は追加式の学び方ではなく「行う（doing）」こ

とによって学ぶようにする必要があると主張した．

　1970年代にSchönが英国の大学や企業で行った専門職に関する講演[11]は，英国の看護師の実践や教育のあり方への警鐘となった．その背景には，現代の看護師の働く現場もまた同様に複雑で不確実で，かつ矛盾に満ちた葛藤の多い場であり，刻々と変化する患者の状態，家族，患者にかかわる医師や他の医療専門職との協働，24時間の中でシフト・ワークが基盤の勤務体制など，看護師にはさまざまな状況の中で瞬時の判断と行動が強く求められるようになったことがある．また看護実践の場では，1960年代後半に看護実践における思考のスキルとして導入された看護過程を使いながら看護実践していた臨床現場の看護師が，実践の中で"なんだかわからない違和感"をもちつつも，それがどういうことかを具体的に表現しえない悩みを感じていたのではないと考える．

　そこにタイムリーに，Schönの新たな専門家像の考え方が紹介されたのである．そうして，もともと看護過程の中に埋め込まれているリフレクションの考え方を覚醒させるきっかけになったのではないかと推察する．つまり，リフレクションが新しい考え方であったのではないということである．それは，次のNightingale（1820-1910）の言葉の中で確認できる．

"Observation tells us the fact, reflection the meaning of the fact. Reflection needs training as much as observation"
「観察はその事実を，リフレクションはその事実の意味を私たちに教えてくれる．リフレクションは観察と同じく，たくさんトレーニングが必要である」（筆者訳）
[Nightingale F, 1986, cited in Baly M (ed.)：As Miss Nightingale said, p.91, Scutani Press, 1991]

　日本でも，1960年代後半に看護過程が導入され，以来，看護実践は，患者の情報収集−アセスメント（看護診断）−問題・課題の明確化−看護計

画–看護介入–評価・修正の循環的思考で行われてきた．看護基礎教育においても，学生はそのように思考のスキルとして学習してきた．この看護過程の思考は，問題解決にいたる直線的な思考であり，Schönのいう「技術的合理性（Technical Rationality）」の思考と考えられる．

単純な問題は直線的思考で解決にいたる．しかし，私たち看護師が日々直面する看護実践の状況は複雑であり，唯一無二の人である患者の個別性を捉えてその状況での最善を行うのである．であるから，患者を含むその状況の何を観察して，どう感じ・考え・判断して，どんな看護行為をするかという「思考と行動をつなぐプロセス」がきわめて重要になる．そのため，Schönの提唱が看護学，とりわけ看護教育の中で注目された．

4）「行為の中のリフレクション」と「行為についてのリフレクション」

前述したように，Schön[12]は，専門家は2つのリフレクション思考によって彼らの専門的知の概念化と構造化をしていると述べている．行為の中のリフレクション（reflection-in-action）と行為についてのリフレクション（reflection-on-action）である．

行為の中のリフレクション（reflection-in-action）は，言い換えれば，考えながら行動することである．たとえば，清拭という看護行為を行う時，果たしてこの方法でよいか，もっとよい方法はないかといったことを考えながら行うことで，その患者のその時の状況によって，瞬時に前もって考えていた方法とは異なる仕方を選択し，清拭を行うこともありうる．つまり，よりその人のその状況にとって最善の看護行為を自分がもっている知の引き出しから取り出して，あるいは，経験に裏打ちされた新たな方法を瞬時にあみだして実践することを指す．

一方，行為についてのリフレクション（reflection-on-action）は，実際に行った行為を後で意図的に振り返ることで，自分が用いた知識やスキル，考え方を整理し，意味づけることができ，新たな知見や理論の獲得にもつながる．<u>本書は，後者の「行為についてのリフレクション」に焦点を当てている</u>．

2 リフレクションの定義

1）さまざまなリフレクションの定義

　リフレクションの概念定義はいまだ統一されたものはない．筆者ら[13]は「reflect：リフレクト」という言葉は，辞書によると「過ぎ去ったことに光を当てるように振り返り，こころに描かれたことを呼び戻したり表出したりすること，すなわち注意深く考えることや黙想すること」であり，人は誰でも日常生活の中でリフレクションをしていると述べた．その一方で，以下の4者のリフレクションの定義を提示し，リフレクションは意図的で実践的な振り返りのプロセスであり，そのプロセスは構造化され，知的な活動として可視化することが重要であると指摘した[14]．

Boyd & Fales（1983）のリフレクションの定義[15]

「経験により引き起こされた気にかかる問題に対する内的な吟味および探求の過程であり，それらを通して自己に対する意味づけを行ったり，意味を明らかにしたりするものであり，結果としてものの見方や考え方に対する変化をもたらすもの」

Boud, Keogh and Walker（1985）のリフレクションの定義[16]

「個々が自らの経験の新たな解釈や認識を見出すために探求的に取り組む知的かつ情緒的活動の一般的な用語である」

Reid（1993）のリフレクションの定義[17]

「実践を記述・描写，分析，評価するために，また，実践から学習の情報を得るために，実践の経験を振り返り吟味するプロセス」

> **Atkins & Murphy (1993) のリフレクションの定義**[18]
> 「特定の状況下で起こったできごとを説明するために,ある知識を適用したけれども,そのことを十分に説明できないという現実の状況の中で生じた不快な感情や考えを認識することから始まる」

　これらのリフレクションの概念定義は,おおむね受け入れられているようだが,看護学教育が高等教育化している現在,看護におけるリフレクションの概念を学術的論文から検討することは,看護教育にリフレクションを組み込むために有用であろう.そこで,Rogers(2001)の「高等教育におけるリフレクション」の概念分析[19]と菱沼(2006)の「看護におけるリフレクション」の概念分析[20]の試みを紹介する.

2）Rogers の高等教育におけるリフレクションの概念分析

　Rogers は,Dewey(1933),Schön(1983),Boud ら(1985),Langer(1989),Loughran(1996),Mezirow(1996),Seibert ら(1999)のリフレクション理論を吟味し,用語の定義(terminology),論理の前提条件,コンテクスト(状況),定義の構成要素,プロセス,リフレクションを促進する実践方法,アウトカムズの類似と相違に注目し整理している(表 1).

① 言葉の使い方

　リフレクション(reflection)という言葉の共通理解の困難さは,常に指摘されるところである.Rogers は,リフレクション(reflection)の概念理解の混乱は,self-reflection, reflection, contemplation, introspection, meditation という単語が互換的に用いられていることによると指摘している.日本語訳もそれぞれ似た訳語になっていて,self-reflection は自己内省, reflection は内省あるいは省察, contemplation は熟慮, introspection は内観, meditation は黙想と訳

表1 リフレクションの理論整理

	一般的な用語	時期による用語	内容による用語
用語（term）	・リフレクティブ思考 ・管理のリフレクション ・注意深さ	・前（予測的リフレクション） ・最中（行為の中のリフレクション/同時に起こるリフレクション） ・後（行為についてのリフレクション/回想的リフレクション/反応的リフレクション）	・コンテンツ（内容） ・プロセス（過程） ・前提
前提条件	・いつもと違う困惑させる，理解しにくい，複雑な事柄がきっかけになる ・学習者のレディネス，乗り気（積極的関与），意図的選択が求められる		
コンテクスト（状況）	・リフレクションに影響する状況は肯定的な事柄，否定的な事柄の両方を含む ・ある状況での帰結は，他の状況に適用できないこともある ・状況は個人的な事柄と環境的な事柄の両方を含む ・状況の事柄（事実）はその人によって手直し可能である（すべてが真実であるわけではないが，その人にとって表現されたことはすべて事実であり，他者がそうでないというものではない）		
定義の構成要素	・認識的，情緒的プロセスあるいは活動への個々の積極的関与 ・いつもと違う困惑させる状況や経験 ・自己の反応，信念や前提（考え方）の検討を含む ・結果として，自己の経験に新たな理解を総合させる		
プロセス	(1) 問題の明確化と解決の探求の意図的意思決定 (2) その問題に関する追加の情報収集 (3) 解決への計画策定と行為の決定 (4) 計画に基づく行動の実施		
実践方法	・教育（授業や研修をする） ・コーチやメンターの活用 ・構造化された経験を一人で，あるいはグループで行う（例：質問・発問，クリティカル・インシデント，ジャーナル）		
アウトカムズ	・学習成果（学習目的・目標の達成） ・個人的，専門職としての能力の向上と成長		

［文献19）より筆者作成］

されていることが多い．

　Rogersは，reflectionを名詞，動詞，形容詞のいずれで用いるか，あるいは，プロセスを指す言葉なのかアウトカムズを指す言葉なのか，といった用語の使用がさらに混乱をまねいていると指摘している．そして，reflective thought（リフレクティブ思考），あるいはよりシンプルにreflection（リフレクション）という用語の使用が概念を明確にするには最も有益であろうと述べている[21]．

　筆者らは，これらのことを了解したうえで，あえてリフレクションとカタカナ表記をしている．

② リフレクションの前提

　リフレクションの前提は3つある．1つ目は，経験の質とリフレクションのプロセスにおける学習者の成長・発達の重要性である．学習者とその経験がリフレクションのプロセスを促進する，あるいは反対に妨げる障害になる．言い換えれば，経験の質は，学習者にとってその経験が意味あるものであるかによるのであり，その経験を意味あるものにするには，学習者自身のもっている知識のみならず考え方の傾向や信念に向き合い，それらが行動と深く関係していることに気づくことが必要である．そして，リフレクションのプロセスの中で，学習者自身の内にあるリフレクションを妨げる障害を理解し，あるいは発見し，それを克服していくことが重要になる．

　2つ目は，問題を基盤とした，あるいは問題であるような状況を認識することである．そのために，リフレクションのプロセスの始まりは，どちらかというと肯定的ではない，困難や不快な，あるいは当惑したような状況を認識することである．つまり，リフレクションのプロセスは，学習者の直接的な経験から帰納的に吟味していくことであり，教科書や理論を演繹的に適用していく方法ではない．

　3つ目は，リフレクションのプロセスには，学習者のオープンさ，意欲（モチベーションの高さ），積極的参加が重要になる．しかし，すべての学習者がオープンで，意欲的で，積極的参加をする準備が整ってい

るわけではない．教育者にはどのように学習者のそれらを促進していくのかが問われることになる．

　したがって，リフレクションのプロセスの中では，リフレクションに影響するような経験や事柄に焦点を当てるための機会を準備する必要がある．これらは，リフレクションの学習の教育計画や研修計画を考える時に，学習方法として，重要な視点となる．

③ コンテクスト（状況）
　リフレクションのプロセスとしてコンテクスト（状況）は重要である．コンテクスト（状況）では，性格や考え方の特性，傾向など個々人に内在する要素と，個々人を取り巻く環境の要素に対する自身の向き合い方や取り組み方，周囲からのサポートのバランスが重要で，そのバランスがリフレクションによる成長・発達の促進に影響する．つまり，リフレクションによる成長には，学習者の心理的かつ情緒的状態が影響し，また学習者を取り巻く環境に影響されると考えられる．

　したがって，教育者はリフレクションを促進するための学習環境を整える必要がある．

④ 定義の構成要素
　Rogersは，リフレクションの定義の構成要素の第一に「認識と感情のプロセスあるいはその活動である」と述べ，認識と感情の両方の重要性を指摘している．また，「個々の積極的な関与が要求される」，「いつもとは違うあるいは困惑したような，複雑な状況や経験がきっかけになる」，「今の自分のもっている能力を示す自分の反応（行為），信念や論理の前提の吟味を含み」，「自分のその経験に新たな意味づけ・理解を総合することがリフレクションの結果である」と述べている[22]．この概念の構成要素は，前述した4者のリフレクションの定義に含まれる要素と共通している．

| Rogers（2001）の概念分析によるリフレクションの定義の構成要素

- 認識と感情のプロセスあるいはその活動である
- 個々の積極的な関与が要求される
- いつもとは違うあるいは困惑したような，複雑な状況や経験がきっかけになる
- 今の自分のもっている能力を示す自分の反応（行為），信念や論理の前提の吟味を含む
- 自分のその経験に新たな意味づけ・理解を総合することがリフレクションの結果である

3）菱沼の看護におけるリフレクションの概念分析

菱沼は，看護におけるリフレクションの概念定義がさまざまであることが看護教育への導入を難しくしていると考え，収集した40文献からRogers[23]の概念分析手法を用いて，概念定義，属性，先行要件，帰結について検討した[24]（表2）．その結果，看護におけるリフレクションを次のように定義している．

| 菱沼（2006）の看護におけるリフレクションの定義

「看護の発展を意図した戦略の1つであり，専門職であることを象徴する思考様式として，実践との循環を繰り返す動的で発達的なプロセスを構成する」

表2におけるリフレクションの属性の「reflective elements（リフレクションの基本要素）によって構成されるプロセス」と「プロセスの展開を効果的に促進するための望ましい前提要件」は，前者が看護者の段階的な成長の指標となり，後者は看護師としての成長を促進する外的要

表2 看護におけるリフレクションの概念分析の結果

	カテゴリー	サブカテゴリー
属性	・reflective elements（リフレクションの基本要素）によって構成されるプロセス	①trigger（きっかけ）の認識，②表現，③事実の整理，④分析，⑤気づき，⑥新たな学び，⑦経験の再構成と意味づけ，⑧問題解決，⑨変容，⑩今後の見通し
	・プロセスの展開を効果的に促進するための望ましい前提要件	①守られた環境（空間）の確保，②時間の確保，③スキルやテクニック，枠組み，④工夫された教材，⑤力量ある支援者の存在，⑥支援者による効果的な支援，⑦確立された教育戦略，⑧信頼できる仲間の存在
先行要件	・reflector（リフレクター） ・trigger（きっかけ）	
帰結	・個人としての変化や成長 ・専門職としての変化や成長 ・看護実践のさらなる発展	

［文献20）より筆者作成］

因を表すと考えられる．そして，看護職が専門職として成長するためには，実践や教育において，望ましい前提要件を整え，リフレクションの基本要素によって構成されるプロセスを意識的に踏むことが望ましいと菱沼は述べている．

4）本書の看護におけるリフレクションの定義

ここまで，国内外で説明されたさまざまなリフレクションの定義をみてきた．それらをふまえたうえで，本書では，看護におけるリフレクションを次のように定義する．

> **本書の看護におけるリフレクションの定義**
>
> 「看護におけるリフレクションとは，看護実践の中で感じた不快な感情や違和感をきっかけに始まる経験の振り返りによって，看護実践能力を高めていく思考様式である．また，リフレクションは経験を想起し，それを注意深く吟味することによって，その状況に対する見方の広がりや変化を可能にし，看護実践のレパートリーを増やし，あるいは新たな看護実践を創造することを可能にする意図的な思考プロセスであり，看護基礎教育，現任教育を問わず，学習可能な思考のスキルでもある」

このリフレクションの定義には，リフレクション学習の目的も含まれている．具体的には，次のようなことが考えられる[25]．

> **リフレクション学習の目的**
>
> ・学習ニーズを知る
> ・学習のための新たな機会とする
> ・最もよい学びの仕方（学習方法）を知る
> ・新しい行動を導く
> ・問題解決の選択肢を広げる
> ・個人として成長する
> ・専門職として成長する
> ・ルーチンワーク（決まりきった仕事の仕方）から脱却する
> ・私（たち）の行動の結果に気づく
> ・私（たち）の能力が他者にわかるように（可視化）する
> ・私（たち）自身や他者が，私（たち）の貢献（役割・責任・価値）を可視化する
> ・自己と自己の行動を客観視して概念化（構造化）する
> ・不確実な事柄について解決や意思決定したりするのを助ける
> ・私たち自身を個としてエンパワーする，あるいは，解放する

リフレクション学習の目的はこのように多様であり，リフレクションの結果は当然，その目的によって変わる．そのため，何のためにリフレクションをするのかを明確にしておくことが重要である．

　どのような目的でリフレクションを行うにせよ，リフレクションすること自体によって，経験から学習する能力や，自分の能力に対する自信（楽観性，自尊心），学習機会を追い求める姿勢（好奇心），挑戦する姿勢（リスクテイキング），柔軟性（批判にオープン，フィードバックの活用）などの学習者としての基本的な能力を向上させることが可能になると考える．

3 リフレクションのサイクル

　リフレクションに関する基礎的な理論として，最後に，リフレクションのプロセスに関する理論について述べておきたい．

　Gibbs[26]は，「これまで教師が伝統的に用いてきた教授学習方法は，学習者に理論を教え，それをどのように適用するかを教えてきた．それは学習者にとって楽な学習方法かもしれないが，学習したことを自分のものにした感はない．学習者は，新たに理論を発展させたり，検証したりするために経験を活用すべきである」と，Kolb[27]の提唱した経験学習（experimental learning）と同じ意味で"Learning by Doing"（為すことによって学ぶこと）の重要性を述べている．そして，この"Learning by Doing"は，経験を重ねてきている成人学習者にとってとくに重要であるとも述べている．さらに，このような"Learning by Doing"の学習をするためには，ガイドが必要であると考え，Kolbの経験学習サイクルモデルを応用して，経験から学ぶための振り返り思考のプロセスを開発した．それがGibbsのリフレクティブサイクルである（図2）．

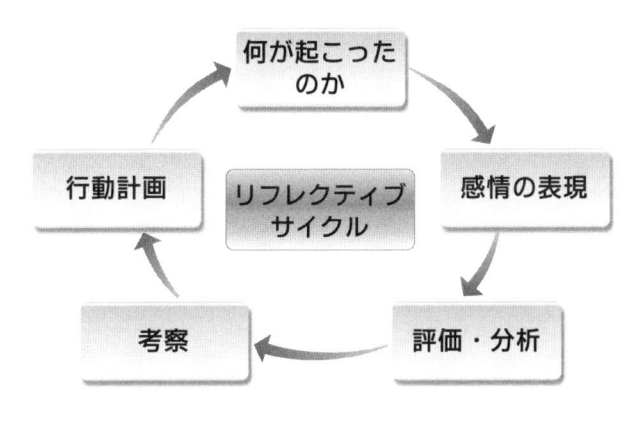

図2　GibbsのリフレクティブサイクルE

Gibbsのリフレクティブサイクルは，日本の看護におけるリフレクション実践やリフレクション学習において，広く受け入れられている．それは，このサイクルが，臨床看護師にとっては看護実践過程として学ぶ，あるいは学んだことのある思考の仕方に類似しているため受け入れやすく，また，直線型の問題解決思考に偏って臨床現場の看護現象を捉えることに疑問をもっていた看護師や看護教員が，看護基礎教育や現任教育に採用していったためと考えられる．

　なお，前述のRogersの概念分析の中でもリフレクションのプロセスについて検討されており，そこで抽出されたのは「(1) 問題の明確化と解決の探求の意図的意思決定」「(2) その問題に関する追加の情報収集」「(3) 解決への計画策定と行為の決定」「(4) 計画に基づく行動の実施」であった（22ページ，表1参照）．「(2) その問題に関する追加の情報収集」は，上記のサイクルでは，「評価・分析」の中で行われていることともいえ，また，「(4) 計画に基づく行動の実施」は，サイクルという考えそのものである．よって，Gibbsのリフレクティブサイクルは，おおむね，Rogersの分析結果も含んでいるといえる．

　Bulmanらは，このGibbsのリフレクティブサイクルを実際の看護教育で活用していく中で，より学習者が活用しやすいように図3のように改訂している[28]．この改訂版は，初期の実践の評価を強調している．それは，Bulmanらがオリジナルのサイクルを活用する中で，学生たちは自分のその経験について十分吟味せず，何が起こったかについて表面的な説明の記述だけで（つまり，感情を表現しないで），サイクルに沿って次にやるべきことを判断していることに気づいたからである．Gibbsのオリジナルのサイクルで意図している「できごとに対する説明と感情の両方を取り上げること，そしてそれら両方をよく吟味・分析すること」[29]の重要性を考えて，改訂版のリフレクティブサイクルの中に，見出しとその簡単な説明を入れている．Bulmanらは，この改訂版のリフレクティブサイクルはこの図とともに，それぞれの項目についての詳細なガイドライン（表3）を合わせて活用することを推奨している．

筆者らが行うリフレクションの講習においても Gibbs のリフレクティブサイクルの考え方を採用しており，改訂版のサイクルを用いてリフレクションを進め，そのために必要なスキルのトレーニングなどを行っている．くわしくは実践編の第 5 章で解説している．

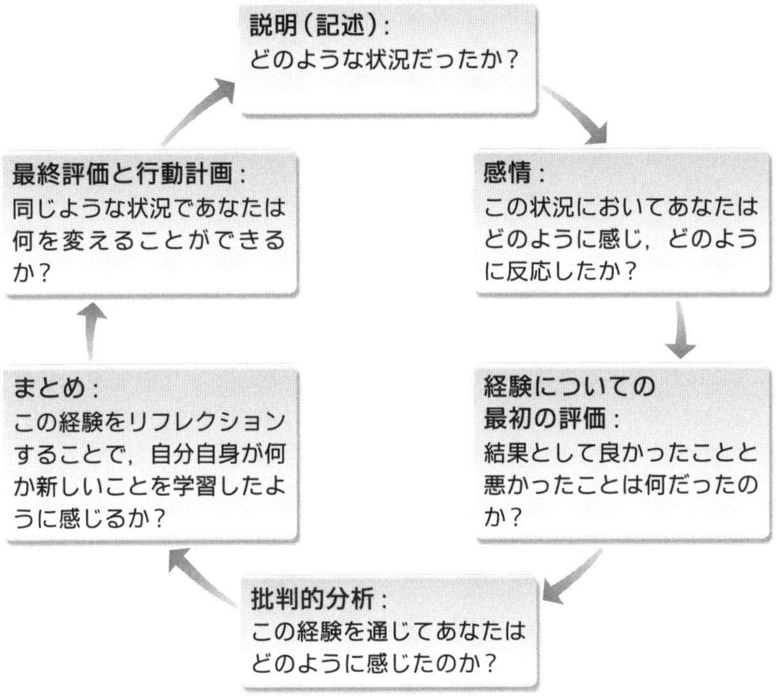

図 3 Gibbs のリフレクティブサイクル改訂版

［文献 9），p.310 より引用］

表3 リフレクティブサイクル改訂版と併用して活用するガイドライン

【説明（記述）】
どのような状況だったのか？　何が起こったのか？
・どのような状況だったのかを記述する．
・判断や結論を出さずに，記述に集中すること．

【感情】
この状況においてあなたはどのように感じ，どのように反応したのか？
・あなたの感情に焦点を当て続ける．分析はまだ行わないこと．

【経験についての最初の評価】
経験について，良かったことと悪かったことは何だったのか？
・この経験を通じて，あなたが気にかかったこと（肯定的，否定的）の核心をつくために，最初にどのように感じたか，どのように反応したかを評価する．そうすることで主要な課題を認識し，対応することができるはずだ．そうして，批判的分析に移ることができる．

【批判的分析】
この経験を通じて，あなたはどのように感じたのか？
・何が起こったのか，状況を批判的に分析する．他の人の経験はあなたと似ているのか，違うのか．それはどのように？　分析の結果，浮かび上がってくる課題はどのようなものか？　このことは以前の経験とどのようにつながっているのか？　あなたは異議を唱えることができるか？
・注意事項：分析を深め，形作るために，あなたの経験外の知識や信念を活用する．たとえば，専門家，指導者，政策研究や，法律と倫理学の文献，学術論文，批評・審議報告書など．これらをあなたの経験と対比するとどうだろうか？

【まとめ】
この経験をリフレクションすることで，自分自身が何か新しいことを学習したように感じるか？
・自分自身，自己への気づき，そしてあなたの実践について新たに学習したことはどのようなことか？
・この経験を通じて新たに学習したことの中で，あなたはどんな実践を推奨したいか（たとえば，社会的，政治的，文化的，倫理的な課題）？

【最終評価と行動計画】
同じような状況であなたは何を変えることができるか？
・同じような状況が再び発生した場合，あなたはどのように行動するか？
・あなたが学習を通じて得た知識を，次回の実践に生かしていくために，あなたはどのようなステップを踏むのか？
・同じような状況で，今回よりうまく対応することができたかどうかを判断する方法は何か？

［文献9），p.311-312より引用］

4 看護実践の知とリフレクション

　Bulmanらは,『Reflective Practice in Nursing, 5th ed』[30]で,「リフレクションを看護教育に役立てる考え方は, 批判的理論に大きく影響を受けている」と述べている. そのことを明確に示すJohnsのリフレクションの説明とBulmanらの説明を下に引用する.

　Johns:「私は, リフレクションを, 経験の途中あるいはその後で自分自身を意識していることだと考える. それはまるで, 実践家がある特定のコンテクスト（状況）の中で自身を眺め自身に集中することのできる鏡のようである. それはまた, 自身の視点と実際の臨床実践の間に立ちはだかる矛盾に対峙し, 理解し, 解決する方向へ向かうためのものでもある. 矛盾という葛藤と, 自身のビジョンを実現させようとする強い意志, そして物事がなぜそうであるのかを理解することを通して, 実践家は自身への新たな洞察を得ることができ, <u>プラクシス（独りよがりや自動操縦ではない, 反応的で意義深い実践）</u>として実践知を育てビジョンを実現するというリフレクションのらせん形の中で, 将来起こる状況に, より具体的に対応できるようエンパワーされる. 実践家は抵抗を克服するために, あるいは理解に基づいて行動するようエンパワーされるために, 指導を必要とするかもしれない」[31]

　Bulmanら:「これら批判的理論の解放的な影響力は, 現代看護にとってタイムリーである. 批判的に反応しかつ繊細な実践家を教育し支援したいのであれば, リフレクションは看護師たちに, 反応力を育て, しばしば混沌とした実践の世界で行動を起こす能力を培う可能性を与える」[32]

　彼らのリフレクションの説明から, リフレクションが, これまでの自分の看護実践行為に疑問をもち, 批判的に吟味することを通して, 看護

実践を改善し，実践についての学びを解放し，看護師の声を強めるために看護の専門的知を言葉で伝える方法を見出す可能性をもつことが推察できる．リフレクションは，学びを行動に直接結びつけるのを助け，それによって実践の知を言語化して伝える手段を与えるのである．私たち看護師はそうするためのモチベーションをもつ必要がある．

また，自己の実践を表現することができる職場環境や優れた言語能力が必要である．言い換えれば，リフレクションを教育に組み込んで，リフレクティブな教育環境の中で，学生や看護師がリフレクティブな実践家に成長するように教育も変革していかなければならない．そうすることが看護という仕事の価値を世の中に認めさせるための道でもある[33]．

看護実践の知を伝える能力は，リフレクティブであることと深く関連する．

客観性への批評について述べたPolanyiの「私たちは言葉で伝えられること以上のことを知っている」[34]という指摘は，看護の実践知がまさにそうだと直感的に理解できる．看護師は実践的または身体的に，仕事に対するセンスを，それが自分たちの知のプロセスの一部となるよう育てている．実践知が自分自身の身体感覚として浸み込んでいくのである．だから，客観的に説明しようとしても決して表現されることのない知を看護師はもっているのである．

それをふまえた上で，なお，コミュニケーションを通してできる限り自分自身を表現する方法としてリフレクションが役立つのである．

●まとめ

以上，リフレクションを看護教育の中で発展させるために基盤となる理論や考え方を概観した．

本来リフレクションをするのは，未来の自分のよりよい看護師像を目指すためであり，日々の看護実践の中で行っている自分の行為に対して「疑問をもつ」あるいは「自分で考える」ことがリフレクションの始ま

りである．したがって，逆に看護師である自分に価値をもてなければ，自分のしている仕事が看護であるかにも関心が向かない．そうなると，日々のルーチン業務に埋没され，看護のやりがいも感じられにくくなる，指導者や他者からのアドバイスやフィードバックが素直に受け入れられないなど，リフレクションすることに対する抵抗感が強くなり悪循環に陥る．だからこそ，まずは「よい看護師像を目指す」モチベーションが大事になる．

　自分の行為や行動を省みるという意味では，リフレクションの思考は誰でもしているが，看護実践というきわめて相互主観性を重要視する私たちの仕事では，看護専門職としての実践力の向上のため，そして，看護の実践知の創出のためにも，習慣化したい思考様式といえる．

▶文献

1) 田村由美ほか：リフレクションを行うために必須なスキル開発―オックスフォード・ブルックス大学における教授方法実践例．Quality Nursing 8（5）：419-425, 2002
2) 下村明子ほか：看護教育におけるロールレタリング―ケアリングに通じるナラティブアプローチと振り返りの分析．日本看護研究学会誌 27（5）：55-64, 2004
3) 田村由美：看護実践力を向上する学習ツールとしてのリフレクション．看護教育 48（12）：1079, 2007
4) アリストテレス著，高田三郎訳：ニコマコス倫理学，岩波書店，1971
5) Dewey J：How We Think：A Restatement of the Relation of Reflective Thinking to the Educative Process, Heath, 1933
6) 藤井千春：ジョン・デューイの経験主義哲学における思考論：知性的な思考の構造的解明，p.73, 早稲田大学出版会，2010
7) 前掲書6），p.64
8) Jasper M：Beginning Reflective Practice 2nd ed, p.9, Cengage Learning, 2013
9) クリス・バルマン，スー・シュッツ編，田村由美，池西悦子，津田紀子監訳：看護における反省的実践，原著第5版，p.4, 看護の科学社，2014
10) Schön DA：The Reflective Practitioner：How Professionals Think in Action, p.21-69, Temple Smith, 1983
11) Dye J, Gillon L and Sales R：Benefits and challenges of interprofessional collaboration in the development of a virtual learning environment. J Interprof Care 23（1）：95-97, 2009
12) 前掲書10）

13) 田村由美, 津田紀子：リフレクションとは何か―その基本概念と看護・看護研究における意義. 看護研究 41（3）：172-181, 2008
14) 前掲書13), p.173
15) Boyd EM & Fales AW : Reflective Learning : Key to learning from experience. Journal of Humanistic Psychology 23（2）: 99-117, 1983
16) Boud D, Keogh R and Walker D : Reflection : Turning Learning into Experience, p.3, Kogan Page, 1985
17) Reid B : 'But we are doing it already!' Exploring a response to the concept of reflective practice in order to improving its facilitation. Nurse Educ Today 13（4）: 305-309, 1993
18) Atkins S & Murphy C : Reflection : a review of the literature. J Adv Nurs 18（8）: 1188-1192, 1993
19) Rogers RR : Reflection in higher education : a concept analysis. Innovative Higher Education 26（1）: 37-57, 2001
20) 菱沼由梨：看護におけるリフレクションの概念分析. 医療看護研究会誌 8（1）: 77-78, 2011
21) 前掲書19), p.40
22) 前掲書19), p.41
23) Rogers BL : Concept analysis and the development of nursing knowledge : the evolutionary cycle. J Adv Nurs 14（4）: 330-335, 1989
24) 前掲書20)
25) 前掲書8), p.6
26) Gibbs G : Learning by Doing : A guide to teaching and learning methods. Further Education Unit, Oxford Polytechnic, now Oxford Brookes University, 1988
27) Kolb D : Experimental Learning as Science of Learning and Development, Prentice Hall, 1984
28) 前掲書9), p.310
29) Bulman C, Schutz S : Reflective Practice in Nursing, 5th ed, p.232, Wiley-Blackwell, 2013
30) 前掲書29)
31) Johns C : Becoming a Reflective Practitioner, 3rd ed, Wiley-Blackwell, 2009
32) Bulman C, Schutz S : Reflective Practice in Nursing, 4th ed, Wiley-Blackwell, 2008
33) 前掲書32)
34) Polanyi M : Personal Knowledge : Towards a Post-Critical Philosophy, Routledge and Keganpaul, 1958

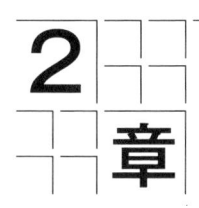

2章 リフレクションと看護実践

　看護におけるリフレクションの議論の中心は，3〜4年間の看護基礎教育の中で，どのように学生にリフレクションの力を身につけさせるかということである．それは，彼・彼女らが卒業して看護専門職者として複雑・多様な看護実践現場に出る時，リフレクション思考を身につけていることで，教育の場と臨床現場のギャップをうまく乗り越え適応できることを意図している．

　現在の医療は，人（々）が住み慣れた地域で容易により質の高い保健医療サービスを受けることができるよう，多職種連携・協働による在宅ケアの推進など，地域包括ケアへと向かっており，看護師の活躍の場は多様化している．
　また，広く臨床の現場で働く看護師には，専門的知識や技術を単に適用するのではなく，複雑で不確実かつ変化している動的な状況の中で，直面する問題と向き合い，適切・最善な判断と看護実践を展開することが求められている．
　しかし，看護基礎教育の場で学んだ知識や技術は，多様で複雑な臨床の場ですぐさま通用するような高度な実践能力とはならない．
　看護師は卒業後どのように看護の専門的実践能力を向上させていくのだろうか．そして，そこでリフレクションはどのような役割を果たすのだろうか．本章では，臨床現場で働く看護師のリフレクションについて検討する．

1 実践的思考能力と質の高い看護実践

　実践的思考能力は，批判的思考能力（問題解決能力，論理的能力）と同義的に用いられ，また，リフレクション思考と批判的思考は互換的に使用される．それは，批判的思考のさまざまな定義に共通して含まれる3つの要素[1]：

---

1) 論理的・合理的思考である
2) 自分の思考プロセスを意識的に吟味する内省的・熟慮的思考である
3) なんらかの望ましい結果を得るための目標志向的思考である

が，実践的思考に，あるいはリフレクション思考の目的やリフレクション学習のプロセスをたどる時に必要なスキルと重なるからである．また，この3つの思考は，学習や学問の領域で重要であるだけでなく，日常生活でも大切な能力であり，その点でジェネリック・スキルでもある．

　本書では，1章で述べたように，リフレクションを用いて看護実践能力を高めることに焦点を当てている．看護実践は人間性あふれる表現力をもっており，質の高い看護実践とは，単にてきぱきと仕事をこなすような看護の仕方とは異なる．実践行為の根拠や情報が整理され，その状況に応じた最適なエビデンスを引き出し，それをもとに実践している状態をさし，そういった看護実践を日々行っている看護師を看護実践能力が高い看護師というのであろう．言い換えれば，質の高い看護実践をしている看護師は，そこで起こっていることは何かを見抜く力につながる直観・ひらめきのセンスがあり，自分を客観的に観察でき，自分の行動を制御することに加えて，物事を俯瞰的に捉え，自分とその場の環境（状況）との関係を意識することによりその状況を変える力をもっているのであろう．

　すなわち，看護実践能力を高めるのにリフレクション学習は有用であ

質の高い看護実践

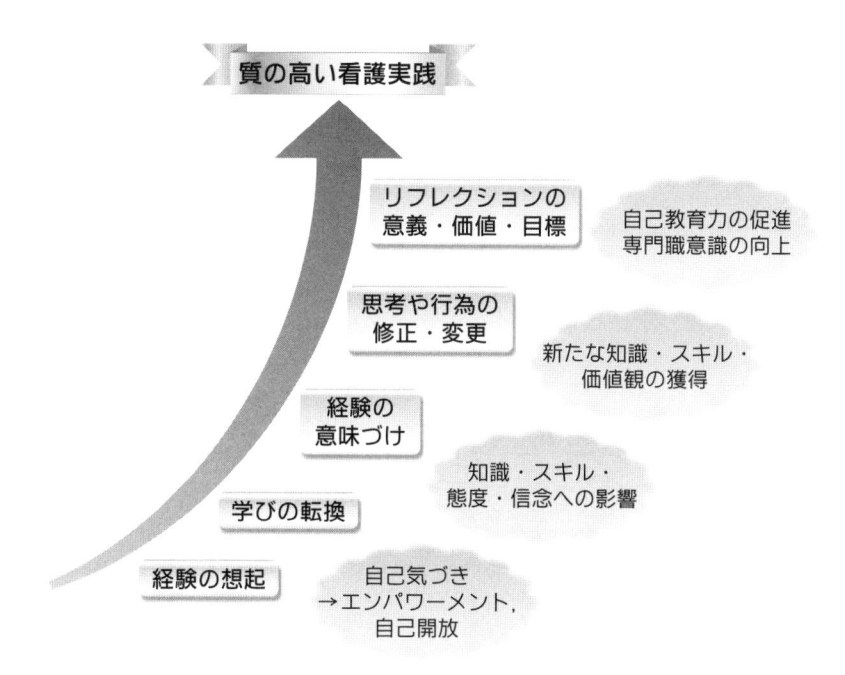

リフレクションの意義・価値・目標 — 自己教育力の促進、専門職意識の向上

思考や行為の修正・変更 — 新たな知識・スキル・価値観の獲得

経験の意味づけ

学びの転換 — 知識・スキル・態度・信念への影響

経験の想起 — 自己気づき→エンパワーメント、自己開放

り，リフレクションの学習を通じて質の高い看護実践家へと成長すると考える．

　看護教育に限らずこれまでの教育は，どちらかというと何か問題がそこに存在し，その問題に対する正しい答えを導き出すという直線的思考を重要視してきた．そして，その正しい答えは教師が知っていて，それを学生に伝授し，学生は覚えるという学習の仕方が一般的であった．しかし，看護は，その患者（ひと）のその状況に依拠するきわめて主観的な行為を行う実践学である．看護実践における状況は，看護者と患者（ひと）との間・環境の中で生じる複雑，不確実，不安定で個別性，独自性があり，価値葛藤を起こしやすいものである．したがって，直線的な思考で解決できる問題は少ないと思ったほうがよい．そのような状況では，患者（ひと）を目の前にして何が起こっているのか，そこで生じている現象を瞬時に深く理解し，判断と意思決定をして行動をしなければならない．いわゆる状況との対話が重要なのである．

たとえば，次の事例を考えてみよう．

| 事例

　W君は20歳の青年であった．希望する国立大学に入学できた喜びに浸って間もない5月のある日，ラグビー部の試合中に頭部を強打し意識を失って，近くの脳外科専門病院に搬送された．CTをはじめ諸検査では，意識の回復の望みは流動的で，まずは救命に主力が注がれたのであった．
　家族からの連絡で<u>友人である</u>私が病院を訪れたのは，事故から20時間以上経過したときであった．
　気管内挿管され，人工呼吸器を接続されて意識不明のまま，文字通り瀕死の状態であった．だが，それ以上に悲惨であったのは，全身のあまりにもひどい汚れであった．試合中に倒れたために，頭髪も手足も泥だらけ，よく見ると鼻腔内にも耳孔内にも手の爪の間にも細かい砂粒が詰まっている．
　家族たちは突然の事態に<u>困惑し</u>，絶望と<u>希望</u>を交互にしながらなすすべなく立ち尽くしていた．<u>私は母親を励ましながら，湯を汲み，泥を落とすために<u>体を拭いた</u>．その間にも，数人の看護師が室内に入ってきて，幾度か<u>それ</u>は中断させられた．

　　　　　　　　　　・・・（中略）・・・

　入室してきた看護師たちは，
・血圧を測定した人
・クーリングの氷だけを取り換えていった人
・ネブライザーの接続をしていく人
・体温計を挟みに来て14～15秒脈拍を数えて足早に出ていく人
・尿量を見てメモをしていく人
・輸液のボトルを交換し，滴下速度を調節するらしい動作をしていく人
と，<u>まるで機械の部品を点検する作業員か，リモコンで操られるロボットのようであった</u>．

> 　家族たちにしてみれば，わずかな変化の中にも希望を見出そうと，必死の思いで看護師の表情をうかがうのだが，<u>誰一人として，言葉を発する看護師はいなかった．誰一人として患者に声をかけなかった．</u>
> 　　　　・・・（中略）・・・
> 　<u>看護師たちは沈黙のまま，患者の顔さえ見ようとせず，目的の行為だけを実施して出ていった．</u>
> 　　　　・・・（中略）・・・
> 　私は，彼女らの後ろ姿を失望して見送る以外になかった．
>
> ［川島みどり著：チーム医療と看護：専門性と主体性への問い，p.78-79，看護の科学社，2011 より抜粋，下線部分は筆者改変］

　この事例に登場する何人かの看護師の実践行為は，少なくとも質が高いとは思えない．なぜか．確かに事例にある看護師たちの行為はこの患者にとって必要な行為である．しかし，看護実践行為とはいえない．誰も患者にも，その場にいる家族にも声をかけていない．この事例で看護師たちが行った行為が看護実践行為であるなら，患者や家族に声をかけることが重要である．川島は，「ここで患者に声をかけるという行為は，意識のない患者を，一人の人として尊重するという意味だけでなく，患者の意識状態を知るのに必要な手段の一つでもある」[2]と述べている．付け加えるなら，ここで患者に声をかけるという行為を行っているなら，確かに患者から反応はないことは予測できたかもしれないが，そばにいる家族は，そのことによって心配や不安な思いを看護師に言えたかもしれないのである．川島は，「そのことが結果として家族へのいたわりになる」[3]と述べている．

　川島の以下の論述は，私たち看護師が行うべき質の高い看護実践行為とは何かを教えている．

　「一つひとつの看護師の手技や手順はそれなりに合理性があり，規定どおりにその時々に必要な情報を得て，医師の指示に基づく処置を実施していたと思う．だが，<u>そのあいだをつなぐもの</u>をついに見ることがで

きなかった．意識のないまま身体を動かすこともできず，目も口も乾燥しきっている患者に必要なケアと，その患者のそばで悲しみ，不安に苦しんでいる家族に必要なケアがあると思われるのに．それらは全く無視されていた」[4]（下線は筆者による）．

　つまり，看護師はこの患者の状況の「何を観察し，それをどう考え・判断し・行動を決定して，どんな行為を行うこと」が質の高い看護といえたのであろうか．この事例を読む読者にとってみれば，ここで行われている看護師たちの行為について，川島と同じように失望するだろう．そして，この状況において，記述されているさまざまな行為には，そのつど患者や家族に声をかけるという行為が必要不可欠であるということも容易に想像できるだろう．

　筆者は，読者にこの事例の中の看護師が自分であると仮定してこの事例をリフレクションすることを勧める．リフレクションの学習を通じて，この時何をどう考え，どのような判断をしたら，患者や家族に声をかける行為とともに，必要な種々の行為を行い，さらに患者の体の汚れに気づきそのための清潔の援助行為を行うにいたったのかを考えてみてほしい．

　本事例をリフレクションすると，質の高い看護実践について経験から学ぶことが可能であることを理解できるであろう．そして，リフレクション学習プロセスの中で，自分自身の考え方や看護に対する価値づけに気づき，あるいは，看護行為を行うための状況判断とその根拠となる知識などが明らかになることを実感するであろう．

　このような他者の看護実践事例をリフレクションすることでも十分学びはあるが，他者の実践事例では，記述された事実としての行為にいたった看護師の思考・判断はどのようなものだったかはわからず，想像しかできない．そのため，自分自身の看護実践をリフレクションするほうがより学びのあるものになる．

2 看護実践家としての成長とリフレクション

1）看護実践能力の向上とリフレクション

　2011年に新人看護師の臨床での研修の努力義務化が通達される以前は，新卒看護師は「看護実践に必要な知識，技術が相対的に不足している」，「専門的な知識，技術を実践場面に活用することができない」，「自分の行っている（行った）看護実践について他者から指摘されると，それを否定的評価と受け取る傾向がある」，「知識，技術が不足した状態で日々の看護業務をしていることにあまり疑問をもたないでいる」他に，指導者や他者からの指摘を受けないですむように，業務を時間通りにそつなくこなすことに関心が向いているため，「ルーチン化した仕事の仕方になっている」，また，マニュアル思考が強いため，「患者の状態や状況を看護診断にあてはめて，自分で考えて臨床判断をしていくことが苦手である」[5]など，臨床現場における新卒看護師の看護実践能力の問題は，現場の声や研究報告で多く指摘されてきた．

　それでは，研修の努力義務化によって，新卒看護師の看護実践能力は改善・向上しただろうか．問題はそう単純ではない．

　新人看護師は，医療の現場，看護実践の現場の時間・空間・雰囲気になれることや求められる看護技術をこなすのが精いっぱいの状況であろう．そのような状況であるから，前述した事例（40ページ）の看護場面に登場したのが新人看護師であったなら，患者や家族に声をかける余裕もなく，"することだけをして"足早に立ち去って行ったのも無理はないのかもしれない．後で自分の看護実践についてリフレクションをするゆとりはないのが現実であろう．だからこそ，新人看護師にはプリセプターといわれる指導者がつくのである．

　では，実際にプリセプターはどのように新人看護師を指導しているのだろうか．多くは，新人看護師の看護技術の未熟さを注意しながら手順やハウ・ツーを教えているようだ．そこでは技術的側面の指導が主眼と

なっており「患者の状況に応じた」という視点が欠けていることが多い．「患者の状況に応じた」看護技術という場合の状況は，患者の身体的な側面だけをいうのではなく，その患者のいるその場所の時間・空間認知を含み，患者の身体と心と社会的側面を総合しての状況をさす．しかし，患者と新人看護師とのかかわりに，プリセプターである先輩看護師も加わっての看護状況になると，新人看護師は，患者への看護行為のみならず，プリセプターである先輩看護師の視線がプレッシャーとなり，緊張のあまり適切な思考・判断ができないかもしれないのである．

　一方，プリセプターの看護実践能力はどうであろうか．プリセプターは中堅といわれる臨床経験3年から5年，あるいはそれ以上の看護師である場合が多い．中堅看護師の看護実践能力は優れているのか．確かに新人よりは看護業務を効率的に行って時間内に終業しているという意味では優れている．しかし，時間内に仕事を終えることは，看護実践能力全体からするとごく一部分である．それよりもむしろ，実践行為が看護であるか否かが看護実践能力としては重要である．

　先の事例において，新人看護師にプリセプターが同行していたとしよう．新人看護師の淡々とする行為に対し，プリセプターは新人看護師をサポートするように患者や家族に声をかけながら，新人看護師が患者の汚れに気づき，身体を拭く行為を行うように促すなど，看護の質を担保しながら新人看護師を指導する．そして，その後，ナースステーションで少し時間をとって，新人看護師と共にその看護実践についてリフレクションをする．新人看護師は，自分の看護実践をリフレクションすることになり，プリセプターは，プリセプターとしての役割について，その状況をリフレクションすることになる．そうすることで，共に実践から学ぶことができる．

　これはあくまで理想である．実際にここまでできるプリセプターはどれほどいるであろうか．先の事例では，何人もの看護師がかかわっていたことは明らかであり，新人もいたかもしれないが，中堅以上の看護師もいたと想像される．しかし，同じように"することだけをして"いた．

このことからもわかるように，看護実践能力は新人看護師，中堅看護師ということではない．

要は，看護師はそれぞれの実践行為について，なぜその時そのことをそのように行ったのか，なぜその行為が最善だと考えたのかを説明できることが重要であり，そのような能力を新人に教える前に，プリセプターや中堅以上の看護師たちがまず身につける必要があるのが現状であろう．

看護実践現場の大半を占める医療の現場は，医療技術の進歩によって必要とされる能力が絶えず変化している．このような変化の中にあって，中堅看護師はどのようにして彼らの実践能力を向上させるのであろうか．知識を覚えるだけでは専門職者の実践的能力を高めることは困難である．また，中堅看護師には新人や後輩を指導する役割が求められる．自分自身の看護実践能力と同時に，指導者としての指導（実践）能力が求められている．

そのため，臨床現場での継続教育の学習パラダイムをシフトさせることが強調されている．その中に，リフレクション学習が位置づけられる．

2）臨床現場における継続教育：標準的な学習パラダイム

看護師が働く職場での学習は，Bennerの理論の影響が大きい．Bennerはドレイファイスの技術習得モデルの応用（モデルの検証）から，初心者(Novice)，新人(Advanced Beginner)，一人前(Competent)，中堅(Proficient)，エキスパート(Expert)の5段階に区別して，指導と学習への示唆をしている[6]．

Bennerのいう一人前の看護師は，意識的に立てた長期の目標や計画をふまえて自分の看護実践を捉え始める2〜3年の経験をもつ看護師である．高橋の研究[7]でも同様であるが，どのような力がついてくるのかというと，患者へのケアの力では，自分で判断することができるようになる，先を読んで準備することができるようになる，患者の症状を読み取れるようになる，管理的な仕事ができるようになると述べている．

```
        自分で
        判断する
       ↗      ↘
  状況を  ←  先を読んで
  読み取る      準備する
```

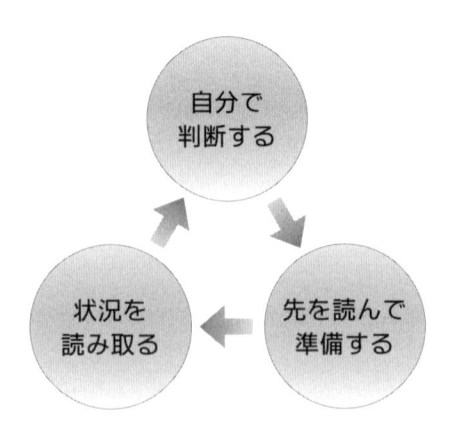

　多くの職場では，この Benner の段階的な考え方が活かされたクリニカルラダーが組まれている．それは通常，新人，3年目などと，経験年数を研修参加対象の区切りとしている（図1）．

　それぞれのラダーで行われる研修は，看護実践能力，組織的役割遂行能力，自己教育・研究能力の向上を目指すものが多い．研修の方法は，たくさんの人がまとめて研修を受ける集合研修による講義中心がほとんどであったが，近年看護技術不足が顕著になっているため，シミュレーション教育が盛んに導入されている．

　こういった研修のあり方は，学習の標準的パラダイムで，Sfard は，「<u>獲得としての学習</u>（the acquisition metaphor）」[8)] と呼んだ．獲得としての学習の特徴は：

---

①学習を理解するための基本的イメージは，個人の頭に次々と知識が蓄積されるものである．
②精神的生活は個人にとって内的なものであり，学習とは個人の精神の内容における変化を含むものである．
③学習は透明性のある過程である：学習されたものは形式知のように明示的である．

●46

各ラダーに応じた目標

・看護実践能力
・組織的役割遂行能力
・自己教育・研究能力

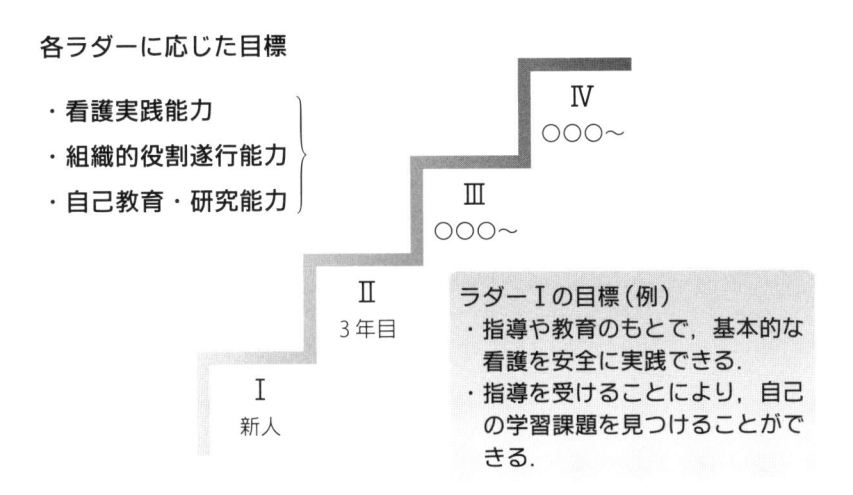

Ⅳ
○○○〜

Ⅲ
○○○〜

Ⅱ
3年目

Ⅰ
新人

ラダーⅠの目標（例）
・指導や教育のもとで，基本的な看護を安全に実践できる．
・指導を受けることにより，自己の学習課題を見つけることができる．

図1 クリニカルラダーのイメージ

　この学習パラダイムにおいては，知識とは学習者とは独立に存在し，学習者が獲得し，内在化し，所有し，明示することができる何かである．また，この学習パラダイムにおける知識とは，諸個人の関係，相互作用を通して生み出されるもの，継続的に再構成される流動的なものとされる「知」(knowledge)ではなく，「知る」(knowing)という活動によって得られるものを示すと考えられている[9]．

　しかし，すでに述べたように看護実践の場は多様で複雑であり，状況依存的である．そのような現場に通用する知識（看護実践能力）を得るには，講義中心の学習や技術習得だけを目的としたシミュレーション教育（たとえば，状況に依存しない，静脈穿刺やBLSでの胸部圧迫の技術訓練など）では十分とはいえない．状況依存的な学習が必要であり，暗黙の知を得る必要があると考える．

3）臨床現場における継続教育：正統的周辺参加学習から考える

　学習は，状況に埋め込まれており，学習者による実践のコミュニティ（看護師の学習でいえば，看護実践の現場）への参加のプロセスとして生じるものであるという考え方がある．これを「正統的周辺参加」学習ともいう．つまり，「正統的周辺参加」学習とは，人が参加する状況に根拠を置くものである．この考え方において，実践コミュニティへの参加のプロセスで生じる学習によって「知る」（knowing）ということは，「知る」（knowing）ことは「する」（doing）ことにより生まれるものであり，それらは結びついているものといえる．

　つまり，看護師の学習は看護実践の現場に生じるのであり，その状況によって学びの内容が決まり，その看護実践を経験することで学ぶことができる．この考え方からも，看護師が専門的な職能能力を高めていくうえで，日々の仕事の中で積み上げられる経験が重要なのである[10]．そして，リフレクションはその看護実践の経験から学ぶ最適な方法である．

　この日々の経験の中にどのような学びの機会があるのか，その機会はどのようにして構成されているのか，その中でどのような力量がついてくるのか，それらを体系的に構築することは，病棟，看護部あるいは病院全体など組織全体が学習する組織に生まれ変わることにつながる．この点について1つの示唆となるのが，次の職務に埋め込まれている教育システムの考えである．

4）臨床現場における継続教育：職務に埋め込まれている教育システム

　上述のように，看護師は看護実践の経験によって学習・成長することができる．そのことから，看護師の職務そのものに教育システムが埋め込まれていると考えることができる．職務に埋め込まれている教育システムには表1のようなものがある．

　職場での学習は日々の看護実践とともにあるので，学習者にとってはよい機会であるが，多忙な看護の実践現場の状況を考えると，学習の時間的制約が大きいため，学習環境を整備することは難しいのが現状であ

表1 職務に埋め込まれている教育システム

①複数の患者を受け持つ:先輩看護師(指導者)と一緒に
②多様な患者を看る:軽症から重症へ,大人と子ども,急性期と慢性期・終末期,異なる診療科の患者
③申し送り
④カンファレンス
⑤"教えられる"から"教える"立場への転換
⑥定期的配置換え
⑦新しい機械・機器の導入
⑧専門職としての自己研鑽:職場における研修参加

る.そのため,学習の機会として,表1の教育システムの「③申し送り」,「④カンファレンス」,「⑤"教えられる"から"教える"立場への転換」をいかに組み込んでいくかが課題である.

たとえば③の「申し送り」を例にとると,現在,患者のベッドサイドケアの時間を多くもつためと,申し送りの時間短縮のために,多くの病院施設で勤務交替時の患者の申し送りが一斉には行われなくなっている.看護が交替勤務制である以上,患者の申し送りは必要である.時間短縮も必要である.したがって,申し送りをどうするかを考えることは重要である.極端に申し送りをなくすのではなく,患者の何をどう申し送ることが必要なのかを看護師が共有できる内容を吟味することが重要である.

かつて筆者は,申し送りの内容について先輩看護師から,患者の看護計画に基づき看護実践を継続するために,患者の状況はどう変化しているのか,変化していると判断した根拠は何か,何か計画を変更する必要があるのか,その根拠となる患者の状況は何かなど,簡潔に述べるようにと指導された.申し送りは,自分が患者の状況の何を観察してどう判断して,何を行い,その結果どうなのかを他者に伝えながら,同時に自分自身の看護実践を振り返る(リフレクションする)きっかけにもなっていた貴重な時間であった.また,「お変わりありません」と申し送ろ

うものなら，何がどう変わりないのか，なぜそう思うのかをきつく問われたものである．

　④の「カンファレンス」も同様に，一人の受け持ち患者について全体像を述べ，看護計画とその看護実践の展開を簡潔に述べ，他者からフィードバックをもらい，自分の看護の知識の狭さや偏りに気づき，自分に足りない知識が明確になるなど，多くの学びを得た時間であった．カンファレンスは，参加者がそこにどれだけコミットしているかによるが，15分間あれば十分に看護実践のリフレクションの機会として活用できるのではないかと考える．

　⑤の「"教えられる"から"教える"立場への転換」は，新人看護師のプリセプターになったり，看護学生の実習指導者になったりすることをいう．立場の転換によって，教えることは学ぶことでもあるということが実感できる．共に学ぶ仲間であるということを基盤にすれば，新人や看護学生と共によりよい看護を目指して，そこで起こったできごとを通して学び合うことができる．そこでリフレクションを活用すればより効果的であろう．

　これらのような職務に埋め込まれている学習の機会にリフレクション学習を意図的に組み込むと，臨床看護師のリフレクション学習の機会が確保される．職場でリフレクション学習の機会をもち，リフレクション学習を重ねることによって，看護師個々のリフレクション思考が深まるだけではなく，このように学習機会を体系的に構築していくことで，看護の職場が学習する組織として生まれ変わると期待される．

　こうした職務に埋め込まれている教育システムでリフレクションを活用することは，看護師のリフレクションに対する抵抗感を少なくするだけではなく，それほど意識しなくてもリフレクションをしていける，リフレクティブな看護実践家の育成にもなると考える．しかし，実際にこのような職務に埋め込まれている教育システムを活用して，そこで働く看護師の看護実践能力を向上させるような職場にしていくのは困難を伴う．言い換えれば，看護の職場が学習する組織として変化するにはそれ

相応の条件が必要であり，その鍵を握るのが看護管理者なのである．

Ashton[11]は，労働の場の構成のあり方は職場（現場）における学習に影響を与えると述べ，影響要因として，①ヒエラルキー・関係性，②仕事のデザイン，③被雇用者の運動，④学習とその重要性についての組織的な決定，⑤報奨制度についての決定，を挙げている．

看護師の働く職場を学習する職場へと変革することについての研究は少ないが，次に挙げる1～4など，労働の場における学習においてどのような要素が学習の質に関連しているのかについて，研究が必要であると考える．

---

1. 看護師の学習環境として労働の場（職場）がどのように構成されているか？
2. 職場におけるパワー（power）と学びとの関係は？（たとえば，病床回転率向上，入院期間短縮，新たな機器導入時の研修参加の強制など）
3. 職場でヒエラルキー・関係性がいかに働いているか，それが学びにとってどのような意味をもつか？（たとえば，看護師どうし，看護師と医師との関係など）
4. 労働への参加と学習との関係（たとえば，残業制限の一方で時間外研修の実施など）

● まとめ ●

看護師であれば，その役割や職位を問わず日々の看護実践があることには変わりない．それぞれの看護実践の中での経験をリフレクションすることは，個々の専門的看護実践力が向上するばかりでなく，学習する職場へと変化することにもつながる．

▶文献

1) 楠見　孝：批判的思考力を育む－学士力と社会人基礎力の基盤形成，有斐閣，2011
2) 川島みどり著：チーム医療と看護：専門性と主体性への問い，p.79，看護の科学社，2011
3) 前掲書2)
4) 前掲書2)，p.78-79
5) 西田朋子：就職3ヵ月目の看護師が体験する困難と必要とする支援．日本赤十字看護大学紀要 20, p.21-31, 2006
6) Benner P：From Novice to Expert：Excellence and Power in Clinical Nursing Practice, p.310, Prentice Hall, 2000
7) 高橋　満：看護の力をどのように育むのか―労働の場における学びの方法と構造．東北大学大学院教育学研究科研究年報第60集第1号，p.151, 2011
8) Sfard A：On two metaphors for learning and the dangers of choosing just one. Educ Res 27 (2)：4-13, 1998
9) Lave J & Wenger E：Situated Learning：Legitimate Peripheral Participation, Cambridge University Press, 1991
10) 前掲書7)
11) 前掲書7)，p.147

実践編

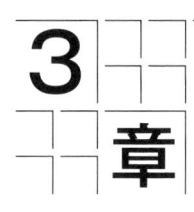

3章 リフレクションと看護教育

　看護師は，専門職であり，生涯学習し続け，その専門性を磨き続ける義務がある．その義務を果たすべく日々の実践を通して自己に向き合い生き抜く過程．それが看護職のキャリアである．そして，看護職としてのキャリアは，基礎教育からすでに始まっている．基礎教育を通して，専門職としての責任を負う覚悟，生涯学習を続けていくための姿勢や学習方法を身につけることが重要である．

　看護におけるリフレクションは，看護実践過程における重要な思考の仕方であり，自己の看護実践を通して学ぶ学習方法でもある．看護職としてのキャリアは，基礎教育からすでに始まっているのであるから，看護を学び始める時点からリフレクション思考をトレーニングし，習慣化することが重要である．そうすることで，将来，経験から学び，質の高い実践と看護職者自身の自己実現を目指すキャリアを形成することが可能になると考える．また，基礎教育でリフレクションを学ぶことは，その方法を学ぶという価値にとどまらず，看護師となってから経験から学び向上していくという専門職として求められる姿勢を身につけることにもつながる．

　さまざまなキャリアをもつ臨床看護師にとっても，初めてリフレクションを学ぶのであればもちろん意義深いものであり，また，そのキャリアの状況に応じてリフレクションの内容・質・得られる内容も変わるため，継続教育におけるリフレクション教育も重要である．

　本章では，まず看護専門職のキャリアをマネジメントする重要性とキャリアマネジメントにおけるリフレクションの役割について述べ，その後，看護基礎教育，看護継続教育にリフレクションを取り入れる意義と実践の試みについて述べる．

1 キャリアマネジメントとリフレクション

1）キャリア

　近年，看護職としてのキャリアを取り巻く環境は大きく変わってきている．キャリアパスは，ジェネラリスト，マネジャーだけでなく，さまざまな分野のスペシャリスト，研究者など選択肢が増えた．また，新人看護師の臨床研修の努力義務化によるOJTの整備，看護大学や大学院の増設，臨床経験により専門学校卒業者も資格審査を経て大学院への進学が可能となるなど，キャリア発達に活用できる資源と制度の整備が進んできた．

　さらに，これまでは結婚，育児，介護などライフワークの比重が多い時期にはいったんキャリアを中断していた看護師も，短時間勤務や夜勤専従などさまざまな雇用形態でワーク・ライフ・バランスをとりながら職業継続が可能となってきた．

　キャリアは，仕事や役割，地位や所得の変化など，キャリアを客観的に捉える「外的キャリア」，技能，専門性，そして関係のネットワークに内包される情報や知識の蓄積，自己概念など，本人の主観から捉える「内的キャリア」の両面をもつ．そして，過去や現在を意味づけ，満足感をもつことが将来のビジョンや積極的な行動を導くことから，キャリアは，過去，現在を基盤として，未来を志向する側面をもつ概念であるといえる．

　「キャリア発達は，職業と個人的な経験，さらに環境要因によって形づくられる成長の過程である」[1]とされているが，看護師のキャリア発達はまさに，上記のような看護を取り巻く環境の変化の中で，日々進歩する臨床現場に身を置き，必要なスキルや知識を維持・向上させながら，仕事を通して自己実現を目指す過程である．

2）キャリアマネジメント

　キャリアマネジメントは，個人の自立・自律した職業意識を基礎とし

て，個人・組織がパートナー意識をもち，個人・組織のビジョン達成に向けた能力開発を計画・実行する取り組みである．

　文部科学省は，看護実践能力の定義と卒業時到達目標[2]の中で，専門職者として研鑽し続ける基本能力を「生涯にわたり継続して専門的能力を向上させる能力」と「看護専門職としての価値と専門性を発展させる能力」としている．看護専門職である看護師個々人は，それらの力を活用して，自身の専門的能力の向上と，社会における専門職としての価値を向上させる努力を，生涯継続していく責任がある．そして，病院など就業する組織は，社会や患者のニーズに応じた施設目標の下，看護実践能力の向上を目的とした研修などのキャリア開発プログラムを用意することが求められる．

　ここで重要なことは，教育プログラムへの参加は，看護専門職としての目標達成を通して，組織の目標達成に貢献するためであることを意識することである．自分自身による制御を諦め，他人に依存して自身を制御していくことは，自己効力の機能を低下させてしまう原因となる[3]ことから，組織が用意した教育や支援のプログラムに受け身で参加するのではなく，自分の課題を達成するための資源として主体的に活用していくことが重要である．つまり，組織の歯車の1つとして，組み込まれた研修を受講するのではなく，個人が専門職としての自己実現を目指す過程の中で，自身の課題を達成するための資源として選択，活用することが重要なのである．そして，「組織における個人の要因と組織の要因の認知的適合が，高いキャリア結果を導く」[4]という報告があるように，個人と組織の両者が相互尊重の立場で目標を共有し，マネジメントをしていくことが重要である．

3）目標管理

　キャリアマネジメントを実践する方法の1つとして，目標管理システムがある．目標管理とは，自己や組織についての情報を収集し，個人，組織で目標を検討・決定し，その達成のための計画立案と目標達成を評価するものである．

目標管理は，経営学者であるDruckerが1950年代に『現代の経営』で提示した目標と自己管理によるマネジメントが基になっている[5]．その後，McGregor[6]，Schleh[7]の『結果による経営』に継承され，日本では1960年代に紹介された．しかし，ノルマ主義と混同され定着しなかった．そして，1990年代に再度導入された．

　目標管理は，自己目標による管理であり，自己の活動を自ら管理することで最善を尽くすための動機がもたらされることにその意義がある．そして，組織としても，全員のビジョンを方向づけ，個の強みを最大限に発揮させ，責任を果たすために重要である．Hendersonら[8]は，キャリアマネジメントのモデルを示し，キャリア目標の重要性を述べている．キャリア目標設定の基礎を自己についての情報に置き，自分自身のニーズ，価値観，興味，知識，技術，傾向などを明らかにすることが重要であると述べている．そして，自己の情報に基づいた目標を基盤として，看護や社会的動向に適合したキャリア目標を設定することが重要と述べている．

4）看護師は目標管理を行えているか

　では，実際に目標管理を通して，看護師は専門職としてのキャリアをマネジメントできているのだろうか．

　10年以上の経験をもつ日本の臨床看護師を対象としたキャリア発達の構造についての研究[9]では，キャリア発達のコアとなる概念は，「自己実現の手段としての看護師という認識」であった．看護師であることで人間的に成長したと認識している者が多く，単なる仕事としての看護ではなく，自分らしく生きること，自己の可能性を伸ばしていくことが可能になる職業と捉えていた．そして，この自己実現の手段としての看護師という認識は，看護師としての肯定的な自己認知や，実践の中から学びとる力，看護とは何かを問い続ける姿勢に支えられていた．

　一方，日本の臨床看護師で，経験が10年未満の看護師が約12%，10～19年が34%，20～29年が約37%，30～39年が約11%，40年以上が2%を対象としたキャリアマネジメントのあり方に関する質問紙

調査の結果[10]では、キャリアについての悩みとして「目標・専門性の不明確さ」「人材育成」、「キャリアに対する不安、自信の欠如」の順に多く、看護専門職としての目標や専門性が見出せない現状を示していた．今後のキャリアマネジメントについての回答では、自己のキャリアマネジメントを目的として「知識を深める・学習する」「研修会・勉強会に参加・実施する」などが上位に挙がっていた．また、「勉強会・研修の開催・参加の奨励」を組織に希望する者が多いが、そのうち約4割は明確な目的がなかった．

目標管理は人事考課のための手段ではなく、自分自身の日々の仕事をマネジメントするための方法である．年に2回面接したり、ポートフォリオをファイルに綴じて共有したりする手法が目標管理ではない．日々の看護において、患者満足度の向上につながるような、一人ひとりの患者の看護を通して達成される目標でなくてはならない．組織の教育の一環であっても、資格取得や研修的取り組みそのものが目的となり、看護実践との関係性が不明確な目標を設定すると、看護そのものに対する労働意欲や継続意欲は失せ、日々の看護は疎かになり、看護の質の悪化につながってしまうだろう．

目標により管理することは、やりがいを感じ仕事に向き合うためであり、個々人が日々の看護実践において、目標を意識し、日々工夫し改善していくことであると考える．

5）キャリアマネジメントにおけるリフレクションの活用

看護職者個々人が、目標を明確にして仕事をするためには、それぞれがオーナーシップ（担当する仕事を自分自身の課題と主体的に捉え、強い関心と責任感をもって取り組む姿勢のこと）を発揮し、自己の実践から課題を見つけることが重要である．実践における課題を明確にする方法として、自己の実践を振り返るリフレクションは有効である．

リフレクションは、課題を明確にするだけでなく、実践の意味や自分の力が発揮できた実践についても気づくことができる．そのため、資格取得後の新人スタッフのリアリティショックを減らすことができる[11]

といわれている．また，経験を積んだ看護師においても，リフレクションによって自分が実践の中でどのような専門的知識を活用したのか，その知識は状況に適したものであったのかなどを分析し考えることで，実践における専門性の発揮や，看護の面白さ，さらに組織や社会の状況における他者との関係を分析することを促し，自己管理や改善のための手段を見出すことが可能となる．

　キャリア発達の段階はそれぞれであり，気がかりな実践もさまざまであろう．個人が日々の気がかりな実践をリフレクションすることで，自己のキャリア課題とより質の高い実践につなげるための対策を吟味すること，そのリフレクションを通して自分の人として，専門職としてのあり様に気づき，自分の強みを活かすことが，リフレクションを活用したキャリアマネジメントの方法といえるだろう．

６）看護基礎教育におけるキャリアマネジメントの学習

　看護職が主体的に自分のキャリアをマネジメントするという考え方と方法は，臨床看護師となってからではなく，看護職のキャリアを開始する基礎教育の段階から教育する必要がある．

　キャリアマネジメントの教育は，合理的に自己実現を目指す方法を教育するものではない．これまで述べたように，悩みながらも，自分のキャリアに責任をもち，自己の価値観（人間観，看護観，仕事観など），目標を明らかにし，実現に向けて取り組んでいく姿勢を育てるものである．そして，その中で自己のアイデンティティを確立していくことの重要性を伝え，実際に活用できる資源や支援を提示し，具体的にイメージできることを意図するものである．

　筆者は，学部２年生を対象としたキャリアマネジメントの授業において，キャリアやキャリアマネジメントについての理解を深める目的で，異なる職位，年齢の看護職者２名に自己のキャリアについて語ってもらい，質疑応答を実施した[12]．その授業での学びから学生は，「看護・看護職の理解」とともに「キャリアマネジメントとは」「キャリアマネジメントに必要な要件」について，それまでにグループワークで検

討した内容と併せて理解を深めていた．そして，「自分自身の振り返り」として看護職を目指した動機を想起し，自分自身の現状について意味づけをし，自分の将来について考える機会としていた．また，「自らのキャリアマネジメントの課題」として，今後のキャリアや目指す看護について考えたい，看護に活かせるさまざまな経験をしたい，私は看護師だと感じるようになりたい，を挙げていた．そして，「学習への肯定的捉え」として，キャリアのイメージができた，何がしたいのか明確でないという不安が軽減した，今の学習経験が今後の看護に活かせるという喜びにつながっていた（事例の要約を参照）．

キャリアマネジメントの授業事例の要約

授業対象：学部2年生

授業方法：経験年数7年目の看護師と看護部長に，自己のキャリアについて語ってもらい，学生からの質疑応答を行った．

結果（要約）：

①学生にみられた反応
- 看護や看護職への理解，キャリアマネジメントとは，およびキャリアマネジメントに必要な要件の理解が深まった．
- 「自分自身の振り返り」として看護職を目指した動機を想起し，自分自身の現状について意味づけをし，自分の将来について考える機会としていた．
- 今の学習経験が活かせるという喜びを感じていた．

②学生の声
- 今後のキャリアや目指す看護について考えたい
- 看護に活かすさまざまな経験をしたい
- 私は看護師だと感じるようになりたい
- キャリアのイメージができた
- 何がしたいのか明確でないという不安が軽減した

職業的アンディティティの形成は,「基礎教育での経験」「自我同一性形成」「価値観の統合」などによる[13]といわれているように,看護職のキャリアがイメージできない学生にとって,看護職者の経験について話を聞き,自己のイメージや価値観と合わせ考えることも,看護師としての自己の将来の可能性を垣間見る機会となり,なぜ自分が看護学を学ぶのか,その意義を明らかにする支援になると考えている.また,実習や就職後の看護実践において困難な状況が生じても,先輩看護師の対処事例は専門職のキャリアマネジメントのモデルとして活用できるだろう.

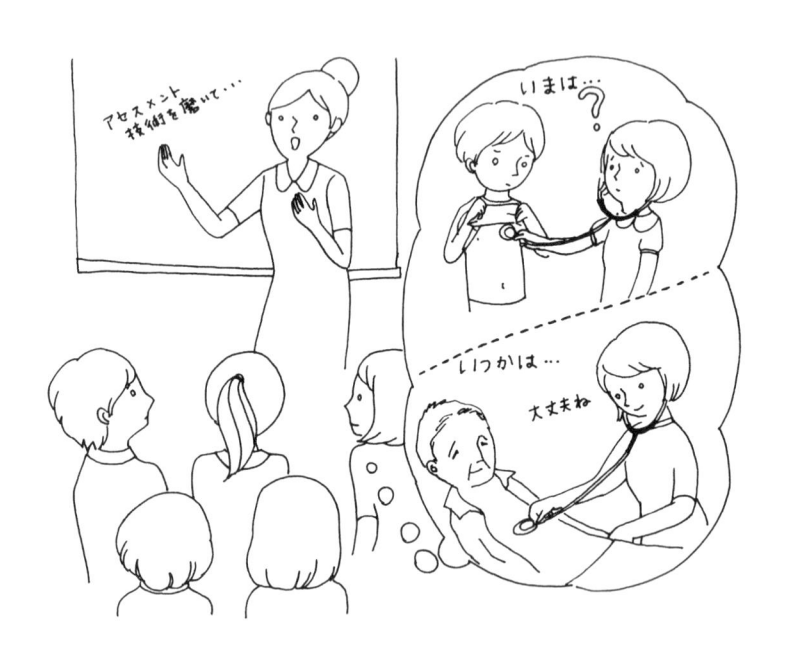

2 看護基礎教育におけるリフレクション

1）看護基礎教育の現状

近年，高齢化の進展や保健医療を取り巻く環境の変化，急速に高度化・複雑化する医療技術に対応できる知識と判断力をもった看護師の育成が，看護基礎教育に求められている．また，看護基礎教育には，将来の看護教育，看護学の発展に資することができる基礎的能力を培う看護専門教育も担っている．

社会的・学問的な要請を受けて，1992年「看護師等の人材確保の促進に関する法律」が制定され，1995年ごろから急速に大学教育への移行が進んだ．また，医学や薬学の教育期間が延長されたのに対して，同じ医療を支える看護師には3年間分の教育しか課されておらず，職種間の教育レベルの整合性を取ることも重要になることから，2009年7月「保健師助産師看護師法」が改正され，看護師国家試験受験資格の1番目に「大学」が明記された．このことは看護師免許においても，今後，大学を中心とした教育体系に転換する一歩と考えられた．実際に近年，急激な大学化が進み，2016年4月で256校[14]が設置されている．

大学化の推進は看護界が望んできたことであるが，看護基礎教育には複数の課程が存在し（7ページ参照），教育年限も学位もさまざまという複線構造は改善されないまま現在にいたっている．しかし，看護師免許や業務範囲は同じであることから，どの教育課程においても，看護の専門的知識を基盤とした実践的思考の育成を含めた，学問としての看護を教授することが不可欠となる．

2）看護学・看護実践とリフレクション

看護学は，増加する特有の知識をもつ知的な学問分野であり，その学問分野に属するメンバーの経験，価値，特定の目標や目的を取り入れるものであるといわれている[15]．また，奥井は，「看護実践は，まず現状を直視し保持する情報の意味を問うことから始め，そこから考えられる

必要な看護を実践し,さらに実践の結果,得られた経験の意味を問う.意味を問うことでさまざまなことが見えてくる.裏付けとなる根拠が必要な時には,調査・研究を行い,現状や自分自身に課題があればそれを改善する手立てを講じる.そのように常に学び,自身を成長させる努力を重ねることで,看護学に寄与する実践の知識を得る」と述べている[16].

Burnsらは,看護職者が専門能力を高めるためには,看護実践のリフレクションによる学びが鍵となる[17]とし,イギリスやオーストラリアでは,リフレクション能力が,看護実践の質の向上と実践から学び深めるために不可欠であるとして,リフレクション能力の向上に向けた教育の必要性を主唱している.

日本においても,「看護学教育の在り方に関する検討会」の報告書「大学における看護実践能力の育成の充実に向けて」[18]では「看護学の大学教育は,看護実践能力ばかりでなく,専門的知識に基づいた問題解決能力の育成に幅広く取り組むことの重要性を述べ」とあり,実践能力に加え問題解決のための思考の重要性が述べられている.そして,実践能力を育成するためには,「実践と思考を連動させながら学ぶことができるようにする必要がある」と述べ,実践の振り返り(すなわちリフレクション)を行うことの必要性を強調している.

3)根拠に基づく看護実践とリフレクション

1990年代初めから,医療文化を,臨床経験に頼り個人のバイアスと不完全な結果記録を特徴とする文化から,バイアスがかかっていない記録情報と患者の利益が重視される文化へと変えるため,エビデンスに基づく医療が推進され,看護師を含め保健医療システムのあらゆる側面で受け入れられている.

実践の根拠を明確にすることは,看護の説明責任を果たし,専門職として社会に認知されるために,重要な意味をもつものである.

根拠に基づく看護実践は,「臨床意思決定に向けた問題解決手法で,ケアリングという文脈の中で最善かつ最新のエビデンスおよび臨床上の専門知識とアセスメント,患者が好む価値観の追及を包含するアプロー

チである」と定義されている[19]．これまで根拠に基づく看護実践の「根拠」とは，科学的根拠，研究成果のみに基づいていると考えられがちであった．しかし，看護は患者との相互作用により目標達成を目指す過程であることから，「意思決定はエビデンスだけに基づくものではなく，判断や価値観，個人的な要因も常に役割を果たす」といわれるように[20]，患者の要望や実践をする個々の看護職の特性も大きく影響する．そのため，実践に活用される看護における知識には，経験・看護の科学，美の意識・看護のアート，個人的認識，倫理・道徳上の知識がある[21]とされる．

また，根拠に基づく実践は，①実践における問題点，疑問点の抽出，②根拠を示す文献の効率的検索，③文献の批判的吟味，④得られた根拠の患者への適応性の判断という手続きを踏む．この手続きは，リフレクションを取り入れた実践と類似していることから，Mantzoukas[22]は，根拠に基づく実践に活用する戦略としてリフレクションを挙げ，実践に関するリフレクションを活用したほうが，より大きなメリットを得る可能性があるとしている．

4）「看護師のように考える」学びとリフレクション

「看護師になる」ということをどのように学んだか，あるいは「看護師らしく考える」ことをどのように学んだかについての学生を対象とした調査によると，学生は，「講義内容と臨地実習での体験を統合しようとするプログラム」を挙げている[23]．

一般的に講義では，症状や生理学など，多くの情報を分類した形で提示されるが，それらの知識を実際の患者ケアにおいてどのように考え，活用するのか教授されていない．常に変化し続ける臨床現場で，看護師が行動しながら考える中で知識を活用する方法や，実践から学び続ける方法について教授しないのは，実践と相反している．

ここで述べられているプログラムは，実習や演習などにおいて，置かれた状況に適した既習の知識を想起し活用し実践をする「実践におけるリフレクション（行為の中のリフレクション，19ページ参照）」を事後

にさらに振り返り，実践の中で実際に活用できた，できなかった知識や信念などを明らかにする「実践についてのリフレクション（行為についてのリフレクション）」を行うことである．知っていることと実践できることは異なる．教科書で学習することができる，「それが何であるかに関する知識（knowing that）」だけでなく，実践の中に理論を位置づけるために欠かせない暗黙知，「直観的ないかにするかに関する知識（knowing how）」を得て初めて，実践において活用が可能となる．自身が看護実践の中でどのように知識を活用しているのかに気づき，活用すればよかった知識を明らかにし，次の実践にどのようにつなげていくのかについて考えることを，看護基礎教育の中で学んでおくことが必要である．

「看護師のように考える」ことを学ぶためには，臨床と同じような学習経験ができるよう環境を整えることが必要である．つまり，学内においても学生自身が学んだ知識を活用し，状況の変化に応じて考え実践すること，常に患者の利益に焦点を合わせることを実践させ，学ばせることが重要である．

5）看護基礎教育におけるリフレクションの実践事例

学生が生活援助技術を学習する中で，リフレクションを通してどのように学んでいるのか[24]をみてみよう．

筆者は，学生が生活援助技術を学ぶ際，できるだけ学生自身の「疑問」や「気がかり」に耳を傾け，検証や検討ができるようかかわっている．

リフレクションにより生じる自己気づきは，問題の捉え方が変換したことによって起こる．学生自身が疑問に感じたり，気がかりに思ったりする状況では，学生の問題の捉え方が現状と合っていない場合が多い．そのため，疑問や気がかりの原因を振り返り考える過程で，自身の問題の捉え方を吟味し，看護者としてどのように捉えればよいのかを検討することができる．ここで，実際の授業での実施例を紹介する．

【授業の概要】
　生活援助技術の清潔の単元で実施した．まず，清潔の歴史，意義，原理原則，援助の実際について講義を行い，その後，学生の日常生活の「清潔」において大切にしている価値や方法に基づいた部分清拭を，学生個々の計画に基づき実施した．療養者役は学生が相互に担当した．演習後，自己の実践について療養者のフィードバックをもらい，振り返りを行う．その振り返りから課題となったことをクラスで取り上げ，ディスカッションを実施した．その内容も活かし，最後の全身清拭の演習を個人で実践する．

【学生Aに見られた反応】※「　」は学生Aの行動，≪　≫は発言を表す
　学生Aには，療養者の脱衣場面で「もじもじしている療養者にどう対応してよいかわからず，観察者の『タオルかけたら』の発言をきっかけにしてタオルをかける」という行動や「観察者に再三視線を送る」という行動が見られた．その行動についてA自身は，≪どうしてよいかわからずパニック．あまり覚えていない．友人で知っている人だから相手も嫌だろうと思った≫と振り返った．
　1回目の演習後の授業で看護者が感じる恥ずかしさについて取り上げた．＜タオルをかけてその下で拭く＞という意見に≪よい方法だと思った．両者が恥ずかしくない≫と肯定しながらも，＜看護者が見て拭くのは観察という意味がある＞という意見に対して，≪専門職として見て拭く＝観察という意味は大切で，看護者としては当然だと思った．自分自身が看護者として拭くということができていなかった．自分の気持ちより療養者に目を向ける大切さを知った≫と振り返った．
　2回目の演習では，「タオルをかけながら，拭く時だけ患者の顔側にめくり『次は胸のあたりまで拭きます．…強さはこんなくらい…』という声かけに，療養者役は『気持ちいい』と反応し，お互い笑顔を見せていた．拭き終わるとすぐにタオルをかけていた」その後，≪観察と授業で言っていて．発熱している人で，皮膚だけでなく全身状態を見ておこうと思って，前後で疲れをみることも含めて考えて，授業の中でも，後で気分が悪くなる人がいるっていう話を聞いて怖いと思ったし≫　≪前

回よりは堂々とできた．十分とは言えないが前よりきれいに拭けていた．会話も常に絶やさないようにして，少し緊張が取れていた．しかし，療養者は吐き気があるのに，気分はどうかなど聞くことができていなかった≫と振り返った．

【評価】
　学生Aは，演習の1回目と2回目で，行動「　」も振り返りの発言≪　≫も変化していた．Aは，最初，療養者役に向き合う自分の立場を友人である学生と捉え，療養者役の反応の意味がわからず緊張感を認識していた．しかし，授業での＜専門職として観察する＞という他の学生の発言をきっかけにして，Aの状況の捉え方が変わり，2回目における観察や声かけなどの行動を導いたと考える．さらに，看護者として必要だったが，できていなかった援助についても，気づくことができていた．

　1回目の演習後の「看護者が感じる恥ずかしさについて」取り上げた授業では，教員の考えを伝えるのではなく，学生の感じ考えたことから問題を捉え，次の演習でのアクションを考えるというリフレクティブサイクル（29ページ，図2参照）を使って共に考える方法を取り入れた．
　学生の多くが「恥ずかしい」と感じたと発言し，何がそうさせたのか，どのように考えて行動していたのかを学生に問いかけながら，状況や感情を引き出した．学生Aは，他の人の意見を聞きながら，清拭をしていた時の自分の行動や気持ちを振り返り，発言していた．自分が友人として恥ずかしいと感じていたことも意見として出していた．問題を分析する際，しばらく恥ずかしさを感じない清拭の方法についての検討が続いた．しかし，学生の「観察の授業で，観察が十分でなくて治療が必要になった事例を聞いて，専門職として観察は重要だと思った」という発言をきっかけに，学生たちの発言は，友人の立場から看護者の立場で問題を捉える発言に変化し，患者の安全を守るために，専門職として観察をしなければいけないというところに行きついた．教員がそうするべきと伝えるのではなく，これまでの学びを想起させる投げかけをすること

で，既習内容と照合しながら，問題の捉え方を自分たちで変換させたこと，観察および目視して清拭する根拠が明確になったことが，学生Aの理解と行動変容を導いたと考える．

　学生たちはさまざまな見方をもち，それを総合することで，自分たちで問題を解決する力をもっている．この場面で教員は，学生たちがもっている問題意識をその場面とともに表現させ，その時の感情や背景にある考え方，影響を与えている既習内容を確認するということをしながら，問題の本質がどこにあるのか，よりよくするためにできることは何かを導く役割を担っていた．このように，リフレクティブサイクルを共に経験することで，学生どうしでのグループワークもこのサイクルをたどり進めることができるようになっていく．

6）看護基礎教育におけるリフレクションの意義・方法

　看護基礎教育においては，演習だけでなく，実習経験においても，個人のリフレクティブジャーナル（125ページ参照）の記述と，それに基づいたグループディスカッションを行っている．リフレクションを通して，必要な知識が実践の中で活用できたか，もっと他に活用できる知識はなかったか，また，個人の価値や特徴が実践にどのように影響を与えたのかについて分析することで，自己気づきと次の実践に向けた計画立案を行う場となる．

　また，学生は状況の全体像を捉えられていないことが多いため，演習などでは観察者役を置くか，VTRを活用している．終わった直後に観察者の話を聞いたり，VTRを見たりしながら，状況を再構成し，自己の思いや考えを追加していくという時間を確保している．

　グループでディスカッションを行う際は，先の授業の時と同様に，よりよい実践にするための話し合いであり，個人を評価することが目的ではないこと，唯一の正解があるわけではないので，さまざまな見方から意見を出すことなど，安心して発言ができる環境づくりをメンバーそれぞれが意識するように説明をしたうえで，教員が1もしくは2グループを担当して実施している．失敗した経験であっても，向き合い，次に

活かすことが重要であることを伝えると同時に，肯定的な部分にも目を向けてリフレクションを促すように意識してかかわっている．よりくわしいグループでのリフレクションの方法や留意事項については5章の「3　リフレクションのトレーニング」（120ページ）を参照されたい．

　看護基礎教育を受ける学生は，初学者であるが，さまざまな意見を基に考え，不足を追加・修正する力をもっている．その力を引き出し，自ら気づいていけるよう支援することが重要である．リフレクションを教育の中に組み込むことで，気がかりな経験から学ぶことが当たり前にできる看護職者の育成をしたいと考えている．

3 看護継続教育におけるリフレクション

　近年，臨床現場における看護師の成長や実践の質向上にリフレクションが有効であることが認知されるに伴い，現場の看護師や管理者を対象とした研修にリフレクションを取り入れるようになってきている．しかし，研修の中で学んだとしても，実践の中で活用されなければ意味がない．そこで，改めて継続教育におけるリフレクションの意義を確認し，実践に活用する方法について検討する．

　看護継続教育とは，看護専門職として最善のケアを提供するために必要な知識，技術，態度の向上を促すための学習を支援する活動である．継続教育は，看護基礎教育での学習を基盤とし，体系的に計画された学習や個々人が自律的に積み重ねる学習，研究活動を通じた学習などさまざまな形態をとり，学習を支援するように計画されるものである[25]．その中でも，2010年4月の新人看護職員研修の努力義務化を受けて，現任教育，とくに院内教育における教育のあり方が課題となっている．新人看護職員研修の努力義務化にいたった背景には，新人看護職の基礎教育終了時点の実践能力と看護の現場で求められる実践能力との乖離が大きいこと，看護の質の向上が求められていること，医療安全の確保，早期離職の防止などがある[26]．

　また，本章の冒頭で述べたように，看護師は専門職であり，生涯学習し続け，その専門性を磨き続ける義務がある．その観点からも，看護継続教育はすべてのキャリア発達段階にある看護職にとって重要である．

1）新人看護師教育におけるリフレクションの意義

　新人看護師は，基礎教育で技術を身につけながらも，経験の蓄積がないため，刻々と変化する臨床場面に柔軟に対応するのが難しく，学習した知識やマニュアルに沿った行動が中心となるといわれている．

　日本の新人看護師の実践における思考に関する調査[27,28]では，抽出された思考の要素のうち半数は想起であり，過去の経験内容を手掛かり

にして状況を理解し援助を決定していた．想起した内容は，「患者情報」，「類似経験での実践内容」，「病棟のやり方」，「類似状況での先輩の指導・実践内容」であった．「情報の想起」は「起こりうることの予測」につながっていた．

一方，経験を積んだ看護師のリフレクションに関する調査では[29, 30]，状況の意味や問題の所在を知識や類似した経験を活用して分析していた．問題がいくつか考えらえる際には，これまでの事例を想起し，複数の視点から吟味していた．援助方法の選択についても，いくつかの選択肢の中から結果を予測し，方法を選択していた．さらに，決定した内容を実践するか否かは自己の信念に基づいて決定しており，自分がかかわった以上は何とかしたいというその状況への関心が認識されていた．

新人看護師とベテラン看護師の違いを，看護師が患者に術前説明を行った場面のリフレクション事例で比較してみよう．

新人看護師の術前説明のリフレクション事例

新人看護師Bは，これまでの経験や先輩の指導・実践内容から多少のレパートリーをもっていた．70代男性の患者とかかわった際，高齢であるのに大丈夫か，眼鏡をかけないと人の顔も見えないが，術後はかけられないのかなどの不安をもっているという情報を想起し，説明の際に，字が見えにくい，理解に時間がかかるかもしれないという「起こりうることの予測」をしている．今回の目的は手術後の流れを理解してもらい不安を軽減することであると考え，パンフレットを用いて説明した．どこに○をつけ，線を引き強調するのかは「病棟のやり方」「先輩の実践方法」に基づいて決定し，優しい口調や文言も「先輩の実践方法」を参考にしていた．患者から質問はないが，自らパンフレットにICUの部屋について絵を描いて説明し，患者は「任せるしかないから」と言っていた．どうしてICUの説明をしたのか振り返ってもらうと，先輩がいつもしているから必要だと思ったと振り返った．また，患者から手術を待っている間の家族の居場所や何かあったらどうやって連絡して

もらえるのかの質問については,「確認して後でお伝えします」と,知らない情報は確認し後で伝えるという対応を選択していた．その対応を決めたのは何が影響しているのか問うと，いつもわからない時にはそのように説明するようにと言われているとのことであった．また，その後の対応を問うと，検査出しなどがあり，時間がなかったため，次の勤務帯に申し送り対応してもらったとのことであった．説明内容については確認し忘れたとのことであった．次の勤務帯に依頼することを決めた理由を問うと，時間が決まっている検査出しなどを優先したこと，手術は5日後で，患者さんも急いでいたわけではないため，次の勤務帯でもよいと考えたと振り返った．

ベテラン看護師の術前説明のリフレクション事例

ベテラン看護師Cは，50代男性患者が，「子どもが学生であり遠方から来ているため，妻がずっと病院にいるのは難しく，自分はできるだけ心配も手間もかけたくない」と話しているという情報を聞き，以前類似した事例があったこと，その事例では家族の不安も強く，医師が説明したい時に家族が来ることができず後日になったことを想起した．患者と相談し妻に同席してもらい，術後1週間の流れや状態の変化について詳しく説明した．これは，患者の不安原因の大半を家族に関することが占めていたため，家族の安心が患者の不安軽減につながると考えたこと，経過を知ることが不安軽減につながると経験から知っていたこと，家族との関係性をつくることも重要と考えたことに加え，医師からの説明や部屋移動など家族にいてほしいタイミングについて事前に知らせておくことで予定を調整しやすくするという意図もあったと振り返る．

説明時は，情報提供だけでなく，妻から普段の患者さんは不安な時や困った時どのような反応をするのか，生活でこだわっていることがあるかなど普段の生活について尋ね，家族も笑いながら普段の様子と配慮してほしいことなどを話していた．終了後の振り返りでは，「説明内容を理解してもらい協力が得られることが目的だが，家族のやり取りや表情

> などから普段の関係性や普段の患者さんの生活を理解すること，あまり来ない家族とはわれわれとの関係づくりも重要なので，そういう意味でもよかった．しっかりした奥さんなので話せば理解し協力が得られると思った」と振り返った．

　新人看護師Bは，患者の置かれている状況や気持ちを十分に吟味することなく，「病棟のやり方」「先輩の実践方法」「……するようにと言われている」ということを根拠に行動を決定していた．一方，ベテラン看護師Cは，その場面において，どういう対応がより患者にとって望ましいかを吟味し，それを根拠に選択していた．また，その後のケアに活かすための情報収集も同時に行っていた．
　新人看護師は，基礎教育を終え，免許を取得したからといって，すぐに一人前の看護師同様の思考ができるわけではない．看護職という職業に馴染む，すなわちその職業にふさわしいものの見方，考え方や行動を身につける職業的社会化の過程と，所属組織の一員としての見方や考え方，行動になじんでいく組織的社会化の過程をたどり成長していくといわれている．
　先の事例も，看護師としての考えや行動をとろうと先輩の実践を手掛かりに取り組んでいるが，問題の本質が何か，何を根拠に意思決定をするのかなど，実践の中で批判的に分析をしながら意思決定をすることが課題となっている．そして，組織の一員としてルールを活用するということを大切にしているが，患者のニーズにルールがそぐわない場合は，根拠を明確にしたうえで，ルールを変更してもよいこと，その人のニーズに合わせるとはどのようにすることなのかを学んでいく必要があるだろう．

　看護実践の場面は複雑で同じ状況は2つとない．見慣れない初めて遭遇する状況だから手も足も出ないのでは，問題解決を行うことができない．そのため，未知の状況を理解するために，なんらかの関係のある

馴染みのある状況を手掛かりにしながら理解しようとするといわれている．つまり，未知な状況を既知の状況とみなし，既知の状況で行ったことがあることを未知の状況に適応させて実践につなげるのが専門家の能力である．看護において実践能力を高めるためには，過去の経験を活用しながら，状況に固有の援助につなげる必要がある．そのためには，1つ1つの経験についてのリフレクションを通して，援助方法の決定に活用した知識，手掛かりとした過去の経験，さらには，看護をするうえで大切にしていることなどを含めて理解していくことが重要となる．

また，リフレクションによって生じる看護師自身の内面的変化には，自己成長・自己実現，患者理解や認識の深まり，看護実践への自信，仕事のやりがいやケアの糧，新たな気づき，看護への意欲，患者への関心の高まり，楽しさ・（スタッフへの）感謝の気持ちを明らかにすることなどがあるといわれている[31]．とくに新人看護師の成長を支援するためには，実践でうまくいかなかったことを次に活かせるようにすることも大切だが，上手くいった実践をリフレクションして自己の肯定的な側面に気づき，エンパワーメントすることも重要である．

2）新人看護師教育におけるリフレクションの導入例

新人看護師研修の中で実施されるスキルトレーニングの中で，リフレクションを活用しているプログラム例を紹介する．

スキルトレーニングでリフレクションを活用しているプログラム例

研修内容：バルーンカテテルの留置
事前課題：基礎知識の復習；尿の生成過程と膀胱〜尿道の解剖，男女の違い，バルーンの太さ，挿入の長さ，留意事項について事前学習し，実践で活用する知識について整理しておく
集合研修：
　①事前学習の内容の確認と追加説明をした後，事例を使ってどのようなことに配慮しながら安全・安楽に留置するかを計画する．

> ②指導者とメンバーが見守る中，実際にシミュレーターを患者と見立て留置する演習を行う．
> ③終了後，本人の振り返りを中心として，メンバーが観察して疑問に思ったことについてフィードバックを行う．
> ④グループ全員の実技が終了したのち，グループワークでこの事例におけるよりよい援助とは何かを検討する．
> ⑤研修で実施した手技（経験）について，フィードバックとグループワークの内容を含めてリフレクションする．
> 研修後：学んだスキルを部署で実践する際に，根拠と自己の課題を意識した実践ができるよう，研修での学びと課題を指導者に伝え，実践し，課題達成を含む，患者個々の状況にあった援助であったのかを指導者と共にリフレクションし，新たな課題とアクションプランを明らかにする．

　スキルトレーニングでは，どうしてもその組織のやり方や機器の使い方が理解できたか，留意事項を意識して安全安楽な実技ができたか，というところが目的となり，修了後の振り返りもその内容に焦点が当たっていることが多い．しかし，実践において，患者の状態に合った専門的知識を活用した技術を提供するには，実践の中で冷静に観察すべきことを観察し，観察内容から実践計画を常に修正し，専門的知識や看護師として大切にしている信念を活用しながら行動することが求められる．そのため，研修におけるシミュレーションの状況においても，自分の思考を意識して実践を試み，その状況で留意事項，根拠を意識した操作ができたのか，緊張して何も考えられなかったなら，何が緊張させたのか，冷静に考えながら行動するためには何が必要かといった，自分自身の実践を通してしか気づくことができないことに気づき，課題を明確にすることが重要な意味をもつ．

　スキルトレーニングを，看護技術における知識，技術，態度，すべての側面から自身のあり様を俯瞰し，よりよくするための気づきを得る場として機能させる必要がある．

3）新人看護師のリフレクションを促す指導者のフィードバック

　気がかりな事例を振り返るリフレクション研修や，スキルトレーングにおけるリフレクションの活用において，教育指導者，教育担当者が中心となってかかわっており，その時のかかわり方が新人の気づきに影響を与えている．

　リフレクションを促す指導場面では，新人看護師のその実践の時の思いや考えたことを引き出すだけでなく，経験を積んだ指導者自身がどのようにその状況を捉え，援助を考えたかを知り，他にできたかもしれない援助の気づきにつなげたいものである．しかし，指導者が新人に指導している場面を見ると，新人の反応がさまざまであることに気づく．指導者の問いかけに目を見て頷く，もしくは「ああそうか」など理解ができたという意味の発言をする場面があれば，指導者のほうを見ることなく下を向いて，「はい」などの返事のみをし，考え込んでいる様子を見せる場面もある．

　その違いは何によるものだろうか．新人看護師のリフレクションを促す指導者のフィードバックの特徴を明らかにした研究[32]によると，新人看護師が腑に落ちた発言やわかったという表情や頷きを見せ，自己気づきにつながったと考えられる場面における指導者のフィードバックの特徴には，以下の①～⑥があった．また，新人看護師の反応があまりない場面では，指導者からは一般的知識やルールの確認，説明がフィードバックされていた．

---

①一般論ではなく，経験した場面に焦点化をして発問や説明をしている．
②新人が状況をどのように捉え，感じ考えていたのかを想起・説明させたうえで，指導者の状況の捉え方，感じ考えていたことを説明する．そのうえで新人自身の捉え方，考え方についての意味づけを促す．
③その場面で活用した，もしくは活用できたかもしれない知識やルールを共に確認する．
④次の実践で具体的にどのように行動するのかを問う．

⑤肯定的な部分も理由とともにフィードバックをする．
⑥どのような意見も発言できるような態度でかかわる．

　専門家は，専門性に関連する事例について数多くのバリエーションを経験するため，自分の実践を"実践（練習）"することができる．そして，予期やイメージ，テクニックのレパートリーを発達させ，探し，見つけたことに対してどのように反応したらよいかを学ぶ[33]といわれている．看護師の自己気づきが得られた場面では，指導者のフィードバックによって，経験した状況の意味と，その状況における１つの対応例としてよかったのかよくなかったのか，また他にどのような対応策があるのかについて理解を促進したため，自己の気づきにつながったのだと考える．このように，指導者が状況に根差したフィードバックを行うことが，個別およびグループ・リフレクションにおいて重要である．

　指導を受ける側からみたフィードバックを受けることの利点は，自分一人では気がつかない気づきが得られることであり，「よし，次はそこをがんばろう！」とやる気につながることである．逆に，指導者が曖昧で，攻撃的で，自分の欲求のままにコメントしたり，相手を傷つける言い方をしたりした場合は，学習者の気づきや学びにはつながらない．指導者は，受け取った側がどう感じるかを考えて，フィードバックをすることが重要である（第６章参照）．

　臨床における個人の能力開発は，新しい手技や技術，規則を教えるために多くの時間を費やしているが，実践で活用できる新しい知識を学ぶことや，実践能力の育成のためにかける時間はとても少ない．看護師として，組織の一員として，より状況に合った実践ができるためには，日々の実践で必要とされる知識を学ぶことや，自分自身への気づきにもっと時間を割き，指導をしていくことが必要なのではないだろうか．

4）新人期以降の継続教育におけるリフレクション

　ここまでは，新人を例に挙げて看護継続教育におけるリフレクションの活用について述べたが，継続教育においてリフレクションを実践するのは新人だけでなく，すべての段階にある看護師および管理者においても同様である．

　Bulmanらは，リフレクティブな看護実践の目的として，ケアの決定のための最善で可能な根拠を見つけていく自律した実践家として，理論と実践を統合するのを助けることや，患者/クライアントがよく考慮された個別のケアを受ける機会を増やすなど7項目[34]を挙げている（表1）．

　リフレクティブな看護実践は，実践におけるリフレクション（行為の中のリフレクション）において，新たな知見を実践の中にどのように組み込み実践するのかを熟慮することであり，実践後に実践の中でどのような知識を活用したのかを評価，分析し，さらに，よりよい実践に向けてどのような知識が活用できたのかを探求することである．これらの実践はまさしくEBNの実践であるといえるだろう．

　また，リフレクティブな看護実践は，看護が自分自身にとってどのような意味をもつのかを明らかにしてくれることから，看護職としてのアイデンティティの確立を助け，必要な看護を判断する際の基準となるであろう．

表1　リフレクティブな看護実践の目的

- 自覚のある自律した実践家として，個人的および専門職者としての成長を支援する
- 患者/クライアントがよく考慮された個別のケアを受ける機会を増やす
- より深い理解と実践能力を導く
- ケアの決定のための最善で可能な根拠を見つけていく自律した実践家として，理論と実践を統合するのを助ける
- 必要な知識範囲の焦点化を行う
- 分析的なスキルの開発と自己効力を高める
- 探求心を刺激する

▶文献

1) グレッグ美鈴, 池邉敏子, 池西悦子ほか：臨床看護師のキャリア発達の構造. 岐阜県立看護大学紀要3（1）：1-8, 2003
2) 大学における看護系人材養成の在り方に関する検討会最終報告, p.13-14, 文部科学省, 2011
http://www.mext.go.jp/b_menu/shingi/chousa/koutou/40/toushin/__icsFiles/afieldfile/2011/03/11/1302921_1_1.pdf（2014年9月26日検索）
3) Bandura A：Social Foundations of Thought and Action：A Social Cognitive Theory, Englewood Cliffs, NJ' Prentice Hall Inc, 1986
4) 坂口桃子：看護職の組織内キャリア発達―組織と個人の適合過程. 国際医療福祉大学紀要7：1-29, 2002
5) ピーター・F・ドラッカー著, 現代経営研究会訳：現代の経営―事業と経営者, 自由国民社, 1956
6) ダグラス・マグレガー著, 高橋達男ほか訳：企業の人間的側面, 産業能率大学短期大学, 1966
7) エドワード・C・シュレイ著, 上野一郎訳：結果のわりつけによる経営―リザルツマネジメント, 池田書店, 1963
8) Henderson FC & McGettigan BO：Managing Your Career in Nursing（2nd ed）, Jones & Bartlett Pub, 1994
9) 前掲書1)
10) グレッグ美鈴, 林由美子, 池西悦子ほか：看護職者のキャリアマネジメントのあり方. 岐阜県立看護大学紀要5（1）：3-9, 2005
11) サラ・バーンズ, クリス・バルマン編, 田村由美, 中田康夫, 津田紀子監訳：看護における反省的実践―専門的プラクティショナーの成長, ゆみる出版, p.228, 2005
12) 池西悦子, 林由美子ほか：看護職者の体験談を取り入れた授業によるキャリアマネジメントについての学び―学生のレポート分析から. 岐阜県立看護大学紀要5（1）：47-52, 2005
13) グレッグ美鈴：看護師の職業的アイデンティティに関する中範囲理論の構築. 看護研究35（3）：196-204, 2002
14) 日本看護協会出版会編：平成28年看護関係統計資料集, p.60, 2017.
15) Northrup DT, Tschanz CL, Olynyk VG et al：Nursing：Whose Discipline is it anyway? Nursing Science Quarerly 17（1）：55-62, 2004
16) 奥井幸子：実践の学問としての看護. 看護教育学（グレッグ美鈴, 池西悦子編）, p.25-39, 南江堂, 2009
17) 前掲書11), p.10
18) 看護学教育の在り方に関する検討会：大学における看護実践能力の育成の充実に向けて, 文部科学省, 2002
http://www.umin.ac.jp/kango/kyouiku/report.pdf（2014年9月26日検索）
19) Melnyk BM and Fineout-Overholt E：Evidence-Based Practice in Nursing & Healthcare：A Guide to Best Practice, Lippincott Williams & Wilkins, 2005
20) Hamer S and Collinson G ed：Achieving Evidence-based Practice：A

Handbook for Practitioners, 2nd, Bailliere Tindall, 2005
21) 前掲書17），p.258
22) Mantzoukas S：A review of evidence-based practice, nursing research and reflection：levelling the hierarchy. Journal of Clinical Nursing l17（2）：214-222, 2008
23) 青山美智代，伊藤明子，向坂智子ほか：反省的思考による学生の看護実践の認識―基礎看護学における学内演習と臨地実習の連関．日本看護研究学会雑誌27（2）：101-109, 2004
24) 池西悦子：看護学生の知識と行動の統合に向けての反省的思考に関する研究―実感的自信につながる学習過程．Quality nursing 7（8）：675-680, 2001
25) 継続教育の基準ver.2, p.4, 日本看護協会，2012
http://www.nurse.or.jp/nursing/education/keizoku/pdf/keizoku-ver2.pdf
（2014年9月26日検索）
26) 前掲書25），p.5
27) 池西悦子，吉田恵美，三木珠美ほか：新人看護師の実践内容・方法を決定する思考過程―継続教育への活用を目指したリフレクション調査から．第31回日本看護科学学会学術集会講演集，2011
28) 吉田恵美，池西悦子，三木珠美ほか：映像を用いた再生刺激法による新人看護師の気づき―継続教育への活用を目指したリフレクション調査から．第31回日本看護科学学会学術集会講演集，2011
29) 池西悦子，田村由美，石川雄一：臨床看護師のリフレクションの要素と構造：センスメイキング理論に基づいた'マイクロモメント・タイムラインインタビュー法'の活用．神戸大学医学部保健学科紀要23：105-126, 2007
30) 池西 悦子：専門看護師のリフレクションの特徴．看護61（3）：45-49, 2009
31) 上田修代，宮崎美砂子：看護実践のリフレクションに関する国内文献の検討．千葉看護学会会誌16（1）：61-68, 2010
32) 池西悦子，吉田恵美，三木珠美ほか：新人看護師の自己気づきを促すフィードバックの特徴．第32回日本看護科学学会学術集会講演集，p.410, 2012
33) Schön DA：The Reflective Practitioner：How Professionals Think in Action, p.60, Basic books, 1983
34) 前掲書11）

4章 看護マネジメントとリフレクション

　近年，対象者のQOLの向上はもちろん，医療の質および経営管理の視点から効率性の高い看護管理，チーム医療の推進などが求められるようになってきた．それに伴い，看護の質の向上につながる看護管理の視点はさらに重要視されるようになっている．

　看護管理を専門として職務を担うものが看護管理者と称される[1]ため，看護管理は管理者の職位にあるものの仕事であるという認識がある．
　日本看護協会は，「臨床における看護管理とは，患者や家族に看護ケア，治療への助力，安楽を与えるために看護職員が行う仕事の過程である．看護管理者は最良の看護を患者や家族に提供するために計画し，組織化し，指示し，調整する役割を行う」と定義している．このように看護管理は実践そのものであり，その看護実践を提供する個々の看護職員がもつ看護観や実践能力，看護に向き合う姿勢などがその質を左右する．つまり，看護管理の視点は管理者という職位に限定せず，またジェネラリストやスペシャリストなど領域や専門性を問わず，あらゆる看護職に必要なものである．そのうえで，組織のビジョンを効果的，効率的に達成するためには，個々の看護職員の実践を組織化，調整する管理者の姿勢や働きが不可欠であると考える．

　本章では，看護の質の向上に向けたマネジメントの考え方と，看護マネジメントにおけるリフレクションの意義についてみていく．

1 質の高い看護実践につなげるマネジメントとリフレクション

1）マネジメントとは

Drucker は，マネジメントをその役割によって定義しなければならないとし，第1は，組織に特有の使命，目的を果たすこと，第2は仕事を通じて働く人たちを活かすこと，第3は社会の問題について貢献することであると述べている．つまり「組織に所属する一人ひとりが仕事を通して生き生きとできるようにし，組織としても，社会に貢献できる成果をあげる」ことである[2]．

看護におけるマネジメントも「全体の行動の統一のため命令して人々を動かすこと」という狭い意味での管理ではなく，Drucker のいうマネジメントの意味で理解し，行動することが重要であると考えている．

Drucker のマネジメントの役割

第1　組織に特有の使命，目的を果たすこと
第2　仕事を通じて働く人たちを活かすこと
第3　社会の問題について貢献すること

2）質の高い看護実践とマネジメント

「チーム・組織としてよい看護をする」とは，一人ひとりが組織のビジョンを実現することを目指し，質の高い看護をするということであり，チーム・組織としてもそれを可能にすることである．

チーム・組織における看護の質は，看護師への十分な教育システムや，看護師が十分な人員体制で患者に向き合うことができるなど，組織の体制や環境に影響を受けることは言うまでもない．しかし，それだけではなく，患者の痛みや不安などの症状がどの程度改善したのか，それによって夜はどれくらい休め，食事が摂れるようになったのかなど，個

別の結果も看護の質をみる重要な視点となる．

さらに，二人の患者において「痛みが軽減した」という同じ結果が得られた場合でも，とても不安を抱えながら，痛みに耐えて入院生活を送った結果の場合と，ていねいに説明があり，鎮痛薬を使い痛みが強くならないようにコントロールしながら生活が送れた結果の場合では，後者がより質の高い看護であったといえるだろう．そして，そのように実践の過程でどのような看護が実践されていたのか説明責任が果たせる看護であることも，看護の質をみる重要な視点である．

つまり，チーム・組織における看護の質は，現場レベルの看護師一人ひとりの看護の質を抜きには語れないということである．

看護ケアも，時代とともに変化している．たとえば，誤嚥予防の体位は上半身の30度挙上，頸部前屈とし，きざみ食は避けたほうがよい[3]など，さまざまなエビデンスが明らかとなり，当たり前のように活用されている．そのため，一人ひとりが質の高い実践をするためには，個々が自己の実践においてどのような専門的知識を活用したのかを振り返り，その妥当性を問い，さらによい実践とするために活用できる知識を検討し，新たに実践を計画することが欠かせない．そして，チーム，組織で質の高い看護を実践するために，個々の中に経験知を眠らせず，それを共有し，組織の知識へと高めていくことが不可欠である．

チーム・組織における看護の質を高めるマネジメントでは，個人の知識を活用するのはもちろんのこと，個人の知識を組織の知識へと高めていく視点が重要である．

3）看護における知識とマネジメント
① 知識とはマネジメントするもの

看護を実践する個々の看護師，管理者は，人的資源，物的資源，経済的資源，情報資源に加え，第5の資源と言われる知的資源（知識）を有効に活用し，実践の質を高めることが求められている．

Druckerは，「知識のみが意味ある資源である」[4]と述べている．つま

り，知識社会においては，知識こそが組織や社会の本質であるため，人間の行動や行動の結果としての組織や社会のあり方を理解するためにも不可欠であり，マネジメントの対象として最も効率的であるということである．看護実践においても同様に，<u>専門性を発揮するには，看護の本質となる専門的知識の効果的，効率的なマネジメントが不可欠</u>である．

② 個々の看護師がもつ知識は異なる

看護職者は皆，基礎教育において看護専門職の基盤となる知識を学び，実習を通してその知識の活用方法を習得する．そして，その後の実践経験と継続教育において学んだ知識を活用し，磨いていく．そのため，同じ看護職であっても経験の違いや実践経験から学んだことの違いによってもっている知識は異なっている．同じ経験年数であっても，状況の理解や介入方法が異なることがあるのはそのためである．

③ 形式知と暗黙知が一体となり知識を織りなす

看護実践における知識には，看護の専門的知識のように明示的な知識で言葉に表現される<u>形式知</u>といわれるものがある．たとえば「理論」「マニュアル」などがそれにあたる．また，「われわれは語ることができるより多くのことを知ることができる」[5]というPolanyiの言葉にあるように，状況に依存した，ワザや判断などの経験的な知識で言葉にできない<u>暗黙知</u>といわれるものがある．これは「技術的側面（ノウハウなど）と 認知的側面（メンタルモデル・思いなど）の2つの側面があり，両面が揃うことでその真価を発揮する」[6]といわれている．

知識は，暗黙知と形式知が一体となって織りなすもので，表現される知識は氷山の一角にすぎないといわれる．看護師のもつ知識もその多くは暗黙知であり，状況依存性が高いことから，言葉にして表現するのがとても難しい．そのため，実践者自身も自分が実践の中でどのような知識を活用したのかを明らかにすることをせず，妥当性も検証されないままとなっていることが多く，個人がもつ知識の他者への伝授や共有についても課題を残していると考えられる．

④ 暗黙知を形式知に変換するナレッジマネジメント

野中と紺野は,企業における検証から,知識創造が起こるプロセスをナレッジマネジメント[7]として提示し,知識伝授の促進の可能性を示唆している.

ナレッジマネジメントは,個人のもつ暗黙知を形式知に変換することにより,知識の共有化,明確化を図り,作業の効率化や新発見を促進するものである.その過程は,「個人のもつ暗黙知を活用する段階」,「暗黙知を明確化し形式知とする段階」,「得られた形式知と既知の形式知から新たな形式知を創造する段階」という3つの段階からなり,3つの段階を経て得られた新たな形式知を実際に個人が活用することで,また個人の中に暗黙知が生じる.この過程を繰り返すことで,より高い次元を目指す発展的プロセスとなる.

看護師が個々の専門性を活かし,看護の質を高めるということは,このナレッジマネジメントの考え方にあるように,暗黙知を共有化,明確化することで形式知とし,既存の形式知と合わせて新たな形式知を創造

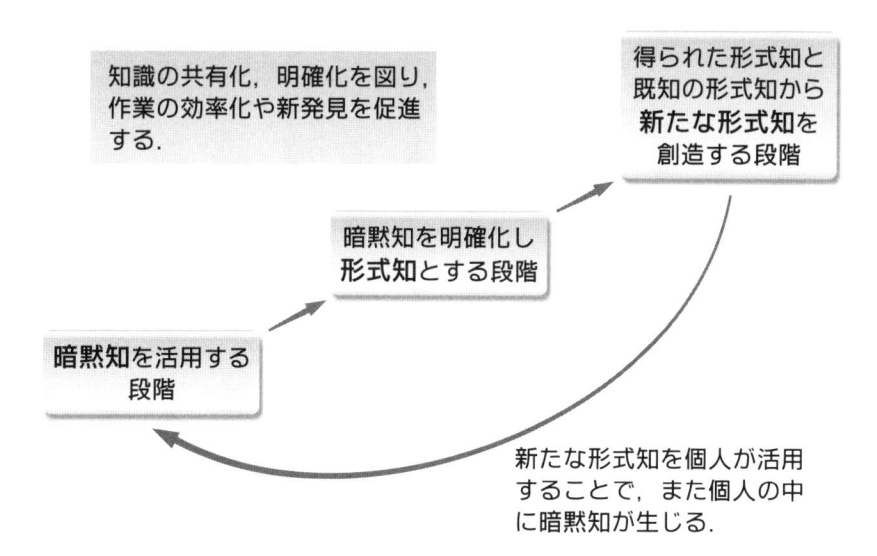

図1 ナレッジマネジメント―知識創造が起こるプロセス

していくことといえよう．

4）リフレクションによる知識の表出と共有

　看護におけるナレッジマネジメントを促進する前提として，まずは個々の看護師が，自身の実践における知識を表現し，状況に応じてどのような知識を活用していたのかを検証する取り組みが必要である．それはまさに，リフレクションを実践するということである．

　看護師がリフレクションの事例として，何気ない場面を取り上げ振り返っている例を紹介しよう．

8年目のA看護師による，何気ない場面の振り返り事例

　私がDさんの点滴を更新しようと部屋に向かう途中，部屋から出てこちらに歩いてくる患者さんの姿が目に入った．

　私は『〇〇室の明日心臓カテーテル検査予定のBさんだ．確か不整脈で意識消失したことがある人だった．安静度はフリーだったな．明日の検査の説明と準備の確認をC看護師が午前中にすると言っていたな．C看護師は11時から検査出しがあるから，そろそろその時間だと思うけど，どこに行くのかな．Cは時間を伝えているのかな』と考えた．そして『入れ違いになってCの予定が狂ったら大変』と思い「Bさん，今日，検査の準備を確認させていただくことになっていると思いますが，時間はお聞きになっていますか？」と問いかけた．

　Bさんは「10時半と言われているんだけど，1つ足りないものがあることに気がついたから，今から，下の売店に行って買ってこようと思ってね」と言った．

　私はそれを聞いて『今は売店いっぱいの時間だし，明日検査だから疲れてほしくない．それに他に不足がないか確認して一度に済ます方がよい．帰りが遅くなると，Cの次の検査出しに影響するかも』と考え，「そうなんですか．ご自分でも確認してくださったんですね．ありがとうございます．今10時半ですね．きっと今の時間，売店は外来患者さんや

お昼を買おうとする人でいっぱいだと思います．明日検査でお疲れになってはいけないので，足りないことをＣにお伝えいただいて，午後売店が空いてから行かれた方がよいと思います」と話した．

それを聞いたＢさんは「そうですか．ありがとうございます．ちょうど時間だし，そうさせてもらいます．トイレ行って部屋に戻ります」とトイレの方向に歩き出した．

振り返るとステーションから説明用紙を持って出てきたＣが見えた．私は立ち止まりＣに「Ｂさん，足りないものがあるらしいけど，売店いっぱいだから午後買いに行ってもらうように伝えた．トイレ行ってから部屋に戻るって言ってたよ」と声をかけた．Ｃは「ありがとうございました．よかった．今行ったら帰って来られないですよね．ずれこむところだった」とＢさんの部屋に向かっていった．

私は頭を切り替えて，点滴更新のＤさんの部屋に向かいながら，朝Ｄさんが話をしていたことについて思い出していた．

＊＊＊＊＊＊＊＊＊＊＊＊＊＊＊＊＊＊＊＊＊＊＊＊＊＊＊＊

Ａ看護師は，過去に，病棟を離れる患者さんと話をしたにもかかわらず，その人の安静度やその日の予定について把握していなかったために，検査に呼ばれた時にその患者さんが不在で，検査にかかわる医師や検査技師にも迷惑をかけ，患者からも絶食時間が長くつらいと文句を言われたことがあった．それ以来，病棟を離れる患者さんを見た時には，予定や安静度を意識して確認することを心がけていた．その経験的知識があったからこそ，Ｂさんの置かれた状況を理解し，どのように促すことが患者にとってよい結果を導くのかを判断でき，最良の状態で検査を受けることができるという目標に向けた看護の一部を実践できたと振り返った．

Ａ看護師は，リフレクションの事例としてこの場面を取り上げた．うまくいった事例としてである．グループで，この実践で活用された知識を分析する中で，自身の看護師としての役割について理解していることを挙げた．

自分は看護師としてこの患者さんの病状，症状に影響する要因，検査スケジュール，検査の目的・方法の理解，検査前日の生活上のアドバイスについての知識を活用していた．また，チームの一員としてうまく業務が回るように，チームメンバーの予定の把握と考慮，病棟から離れる際の注意事項についても実践できていた．

　しかし，自身が行ったＣ看護師へのフォローにおいて，病棟の教育担当副看護師長としての役割が果たせていたのだろうかと疑問をもった．そして，「できるナースでありたい」という看護実践者である私に価値を置いており，副師長として後輩を育成することよりも，自分のやりがい感を優先していたことに気がついた．教育担当副看護師長としては，Ｃ看護師に対し，この状況でどのように行動すればよい実践になるのか考え行動させる機会とし，自分ができることよりＣが育つことに意義を感じることが求められていたことに気づいた．Ａは，教育担当副看護師長としてのアイデンティティの確立が課題であることに気づいたのである．

　本事例におけるリフレクションでは，自身の実践における知識を表現し，状況に応じてどのような知識を活用していたのかを明らかにしたことにとどまらず，必要とされる新たな知識・能力や取り組むべき課題を明確にしたという点でも意義があったといえる．また本事例は，管理者におけるリフレクションの意義も確認できたものといえる．管理者におけるリフレクションについては後ほど改めて述べる．

　さて，リフレクションの実践によって個人の知識を表現し，活用した知識がその状況に適したものであったのかの検討を行ったら，これをチーム，組織における形式知や新たな知識の創造につなげる（図２）ことが必要である．この事例では，以下のことをチーム・組織の新たな知識とした．

　　・皆が当然病棟から離れる患者に対して，安静度やその日の予定などを意識して確認をしていると思っていたが，そうではないことが明

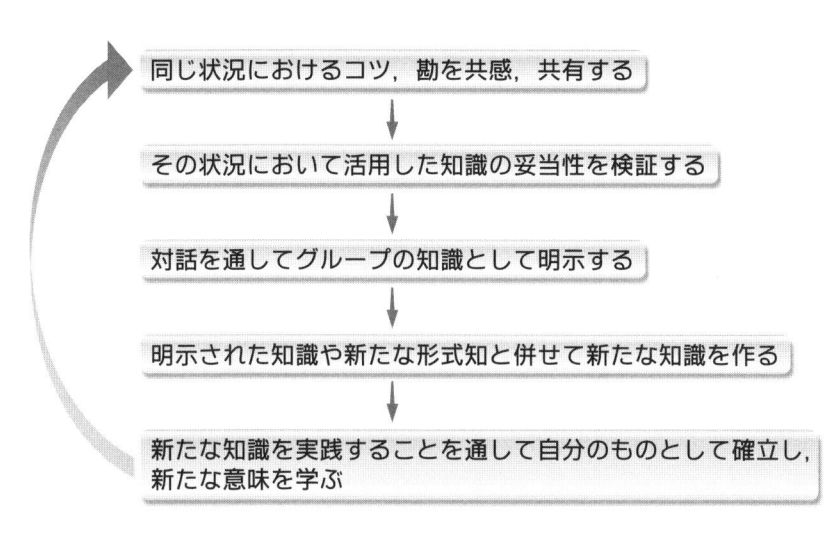

```
同じ状況におけるコツ，勘を共感，共有する
         ↓
その状況において活用した知識の妥当性を検証する
         ↓
対話を通してグループの知識として明示する
         ↓
明示された知識や新たな形式知と併せて新たな知識を作る
         ↓
新たな知識を実践することを通して自分のものとして確立し，
新たな意味を学ぶ
```

図2 リフレクションによる知識の創造

らかとなったため，病棟で共有することとした．
・チームごとの申し送りの前に，全体でその日の検査，手術などの予定について確認するようにし，ナースステーションの机にも予定を明示した．

後日の評価では，患者が不在で予定に遅れること，患者が安静度を守れず病棟外に出ることはほとんどなくなったと評価された．

暗黙知のすべては形式知にはできない[8]といわれている．今回の事例も同様にすべてが表現されてはいないだろう．しかし，患者Bが目に入った時，今日の検査の確認や安静度を確認したことなど，マニュアルには載っていない経験知が表現されている．また，リフレクションによって経験した状況を描写することで，個人が感じ，考え，判断したこと，実践した結果をチーム内で共有することができ，メンバーも間接的な体験を通して，自分なりの実践方法を検討し，新たな方法を見出すことが可能となった．

筆者らが新卒として就職した時代は，休憩室で先輩看護師の経験につ

いて話を聞き，そこから学ぶことも多かった．しかし，最近では，先輩と若い人が一緒になって経験について話をする機会が減っていると思われる．リフレクションを通して，さまざまな経験年数の看護師が語り合い，その判断の良し悪しや，他の選択肢を学ぶ機会をつくることは，チームメンバーの育成と関係形成においても大きな役割を果たすと考える．

5）自己気づきの認識レベルとリフレクション

　リフレクションによって，自身がもつ暗黙知への気づきが促されることは，先の事例にもみたとおりである．しかし，一度気づいたからといって，次からその知を意識的に活用できるとは限らない．

　Dev m Rungapadiachyは，自己気づきにおける認識にはレベルがあると述べている[9]．「意識的レベル」は，自分自身がもっている資源にすぐアクセスでき，活用できるレベルであり，「前意識レベル」は，すぐには意識できないが，何かをきっかけにアクセスできるレベルである．「非前意識レベル」は，自身がもっている資源にアクセスできないレベルで，その知識が生じた状況が受け入れがたいという理由が原因になることもあるといわれている．自分自身が受け入れがたいという思いをもっていることに気づくことから始め，きっかけをつくり，何度もアクセスすることによって，認識レベルを上げることが可能であるといわれている．

　実践の中で知識を状況に応じて円滑に活用するためにも，自己の実践に埋め込まれている暗黙知を可能な限り表現する努力をすること，表現された知識に何度もアクセスし認識レベルを上げることが重要である．

6）管理者におけるリフレクション

　88ページの事例にみたように，リフレクションは管理者にとっても，自身の実践における知識を表現し明らかにする意義がある．

　とくに，管理者の暗黙知という観点では，WagnerとSternbergは，管理者の暗黙知に関する研究の中で，成功した管理者が活用した暗黙知として，「自己の管理についての暗黙知」「他者の管理についての暗黙

知」,「タスク管理についての暗黙知」の3つのタイプの暗黙知[10]を明らかにしている．

「自己の管理についての暗黙知」は，何が自分を動機づかせているか，自分がさまざまな管理行動をどのように行っているかに関する自己知識である．88ページの事例も，管理者が自身を方向づけるための知識に該当すると考える．

「他者の管理についての暗黙知」は，人間関係の中で問題解決を図るための暗黙知で，同僚や部下の強みを理解し，その強みを活かせるような仕事を任せたり，上司に進捗状況を逐一報告し，全体の管理が滞らないようにしたりするものである．

「タスク管理についての暗黙知」は，特定の業務を効率よく遂行するための知識であり，誰にこの情報を流せば業務が円滑に進むかや，どのような優先順位や手順が適切かなどのノウハウが挙げられる．

管理者対象のリフレクション研修において，管理者は，組織や部署のビジョンは問われれば答えられるが，そのビジョンの実現のためにどのような知識を活用したのかという視点で実践が分析されていないことが多く，どんな知識が活用できただろうかというディスカッションにおいてもアイディアが出ないことがある．管理者各々は，組織から求められる役割に一生懸命に取り組んでいるが，その仕事を通してこれら3つの暗黙知を意識して振り返り，表現していくこと，状況にあった知識の活用について検証することが，実践の質の向上につながると考える．

2 チーム・組織の学習とリフレクション

チーム・組織とそこに所属する個々人とは，相互作用的にかかわりながら活動している．

たとえば看護師は，病院などの組織に属し，チーム医療においては他職種との関係性の中で実践を行うため，組織やチームの規範，他職種の判断などに影響を受ける．一方で，看護師個々人の判断は，他職種やチーム，組織に影響し，時には組織やチームの規範にさえ影響を与える．

そこで本節では，「学習」という観点から，個人の学習がチーム・組織の成長・学習にどのようにかかわっているのかについてみていく．

1）学習する組織

ArgyrisとSchönは，意思決定や行動の基盤としての人間の思考の重要性を強調し，「学習する組織」という概念を提示した．組織は，構成員の集まりであるが，そこには集団的決定をする手続きをもち，集団を代表して行動する権限は個人にあるということ，集団の境界を定めルールを設定する点で，単なる集団とは異なるとしている[11]．

組織では，さまざまな規範や戦略がつくられるが，健全な組織では，構成員の交流を通して新たなアイディアをつくり出し，規範や戦略が常に吟味，検証される．つまり，組織を構成する個々人の継続した学習が，組織の変化や発展に反映され，組織そのものも学習をしていると表現できるのである．

このことを，看護師の働く組織で考えてみよう．病院では，病院全体・病棟・チームなどさまざまな組織レベルで，目標（「患者の安全と健康を守る」など）を設定し，規範（「倫理にかなった実践をする」など）を設け，そのための方法（看護技術の手順化など）やルール（看護記録の仕方，観察の頻度など）を作成している．それらに準拠しながら個々の看護師は，患者のために最善の看護を目指して実践している．実践を通して，定めた方法やルールが最適なものか吟味・検証され，方法や

ルール，時には規範に問題点が生じ，改善されていく．つまり，看護師の実践を通した学習が，組織の変化や発展（学習）に大きな影響を与えるのである．

2）個人の学習（実践）から組織の学習へ

看護師個人の実践がきっかけとなり，組織そのもののあり方について考える機会となった事例を以下に示す．

病院を移って1年になる中堅看護師の事例

私は，この病院に移ってきて1年になる．今日は夜勤で左肺尖部の気胸で低圧持続吸引をしている患者Bさんを担当していた．

21時に消灯するため，各部屋を回ってBさんの部屋に行った時には，すでにC看護師が消灯をしていた．19時の時にBさんは「昨日は朝方まで寝られなかった」と言っていたため，不安が強いと感じ，寝る前に話をしようと思っていたが，訪室した際には目をつぶっていたため，「ちょっとみさせてくださいね」と声をかけ，ベッドランプの下で観察をした．

SpO_2 を測定し，呼吸音，吸引の圧を確認した後，布団から出ている手を中に入れた．SpO_2 は98％であり，今日の検査結果も前回と大きな変化はない．しかし，観察をしていると，右肺尖部の呼吸音が若干弱いこと，呼吸回数が5回/分程度多く，呼吸がやや浅いこと，胸郭の動きに不自然さを感じたことから，何かが違うという違和感があった．気胸を起こしている可能性もあると思い，Bさんをみながら医師に報告するかどうか考えた．Bさんが開眼したため，「息苦しさはないですか」と聞くと，とくには感じないということだった．「いったん戻りますが，またみに来るので休んでいてください」と声をかけナースステーションに戻った．

ナースステーションに戻りながら，主治医は今日不在で当直医に連絡をするようにとの指示が出ていること，今日は他施設の医師が当直でB

さんをみるのは初めてであろうことを考えた．その時に，隣の病棟に状態が悪い患者さんがいて，Ｄ先生が夜遅くまで残っているという話をしていたことを思い出した．Ｄ先生は担当以外の患者についても情報をもっていることが多く，今朝の回診担当であったため，Ｂさんの状態をその時みていると思われること，主治医との関係がよいことなどを考えた．そこで，Ｃ看護師に，Ｂさんの状態に違和感があるので，Ｄ先生に診察を依頼しようと思うことを伝え，一度Ｂさんをみてほしいと依頼した．

　Ｃ看護師はすぐにＢさんをみに行ってくれた．私よりも経験のある人であったが，とくにＢさんの呼吸状態に違和感を覚えず，「ここの病院では主治医の指示が絶対なので，われわれは指示に従って行動すればよい．当直医に指示を仰ぐように」と言った．しかし，当直医は状態を知らないためこの違和感をわかってもらえないと考え，Ｄ先生に連絡をしてみることをＣ看護師に説明した．

　Ｄ先生に状態を報告し，診察してほしいことを伝えると，すぐに隣の病棟から病室に来て，診察をし，呼吸音を確認した後，気胸の可能性があると言い，Ｘ線画像をポータブルで取る指示を出した．その結果，右肺尖部も気胸を起こしていることがわかり，カテーテルを挿入し，低圧持続吸引をすることとなった．処置が終了し，Ｂさんの呼吸状態の違和感は消失した．

　翌朝，主治医が早めに来てＢさんを診察した．そして，どうして当直に連絡をしなかったのかと聞かれた．Ｃ看護師がその場にいて，「私は当直に連絡をしたらと言ったんだけど，聞かなくて」と主治医に話した．私は，違和感があったが明らかな異常とは言えない状態だったため，朝の様子を知っている医師がよいと考えたからと説明をした．

　その時，看護師長と医長が一緒に病棟に来たため，報告した．師長は，Ｄ医師がその対応で本来の業務に支障が生じなかったかと確認し，「Ｂさん自身が自覚していなかったにせよ，看護師の目には違和感として異常がみて取れたわけだから，看護師の責任において早く対処する必要があった．患者の命を守ることがいちばん重要なことだから，Ｄ先生には申し訳なかったけど，そうするしかなかったと思いますよ．主治医がい

ればいちばんよかったのでしょうけど．その異常を察知できたことにもっと感謝してほしいですね」と医長を見て言った．医長は，「原則は主治医とその指示だけど，状態は常に動いているから，その場をみている看護師の判断に任せるしかない．だからといって状態を知っている医師にばかり依頼してよいということではない．あくまで今回のことは例外ということでお願いします．患者の命がいちばん．そして，職員がよい仕事をするためにも時間外はできるだけ帰って休むことが大事だから，負担になるようなことはいけない．そこはお互い理解しておこう」と追加した．

師長は私に「D先生にお礼を言っておくわね．そして，次の勉強会で違和感というのがどういうものだったのか，皆に伝えてほしいから整理しておいてね」と言った．

私はD医師に連絡するまで，当直でよいというC看護師の意見とBさんの違和感がぬぐえずD医師に診察をしてほしいという思いの間で葛藤した．そして，同じ看護職者に違和感が伝わらなかったこと，この病院のルールを伝えたが聞かなかったと言われ，看護の役割ってそんなものかと落ち込んでいた．しかし，師長，医長との話し合いで，業務上のルール厳守よりも患者を守ることがいちばんという価値でつながっていることが確認できたこと，看護師の判断を信じて任せると言ってくれたことで，がんばれそうと思った．

後日，違和感を覚えた経験やその時の判断について勉強会で話し合いをもち，自分たちの観察での気づきや，医師にどのように報告すれば理解されるかということについて話し合った．

この事例は，看護師個人の患者の観察眼についての暗黙知を共有し，異常を感じた際にそれを明確に伝える方法を検討するといったチームとして成長するきっかけとなったばかりでなく，組織レベルでの課題を浮き彫りにした．『組織の目標達成のためにつくられた規範』通りの行動では組織の目標が達成できないというジレンマに陥った場合に，どのように行動するのかが問われていた．結果，より高度な判断が求められる

場面についての新たな規範がつくられたといえる．

　個人が組織の規範などにかかわる重大な問題に直面した時，その現象から学習し，問題提起することで，組織の規範，戦略を吟味，改善することにつながっていくという，組織学習の一事例といえるだろう．そして，個人の思考が組織学習の基盤となるということも理解できるだろう．すなわち，リフレクションは，個人の学習だけでなく，組織が学習するための基盤になると考える．

　なお，本事例では，主治医の指示通りに行動するか否かという目に見える葛藤の裏に，『看護師が組織の中で専門職として責任を果たすとはどういうことか』が問われている．責任を果たすとは，状況にかかわらず組織の原則通り行動することなのか，それとも，組織で目指すべき目標に立ち返り，時には規範から外れても職種がもつ専門的機能と自分の信念に従ってその達成に向けた行動を選択することなのか，ということである．組織で働く私たち看護師は，組織で働くがゆえのさまざまな問題に直面しながら，専門職として看護を実践し，学習し，時に組織を変えていく力をもつ存在なのである．

3）ダブルループ学習理論とリフレクション

　組織における学習の理論として，シングルループ学習とダブルループ学習という考え方がある．

　組織の活動とは，何かを「行動」し，行動の「結果」を得，「結果」を基にまた「行動」し，「結果」を得る，その繰り返しである．この繰り返しを学習にたとえた時，「結果」を受けて「行動」を微調整しながら「行動」と「結果」を繰り返すことをシングルループ学習という．たとえば，数学の問題を解くために計算したところ，答えが間違えていた時，「全体の式を変えず，計算ミスをおかしたところだけを修正する」[12]というように，従来の考え方の範囲で修正をする学習である．

　それに対して，「行動」によって得られた「結果」について，なぜそのような「結果」が得られたのか「根拠を探究」し，根本から「行動」

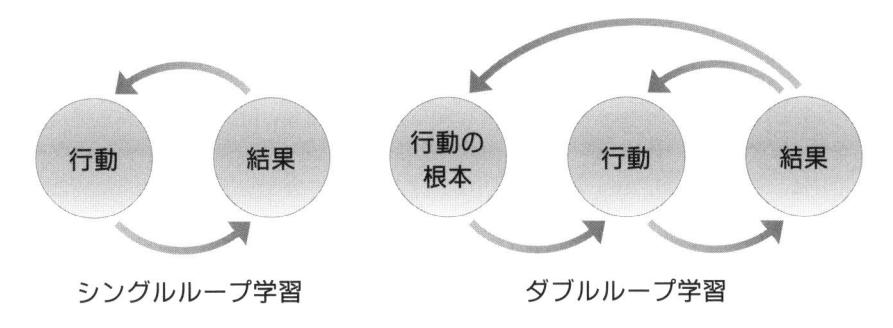

図3 シングルループ学習とダブルループ学習

そのものを見直すのがダブルループ学習である．先の数学の問題でいえば，答えが間違えていた時，「計算式そのものを変革する」[12]というように，既存の考え方を根本から見直し新たな考え方をつくろうとする学習である．

シングルループの学習とダブルループの学習，どちらが組織としてよりよい学習方法であるかは明白であろう．

リフレクションは，まさに行動の結果を導いた問題の本質を探究することであり，日々目的達成に向けて看護実践をリフレクションすることは，深いダブルループ学習を実行していることに他ならない．これまでみてきたように，個人の学習は組織の学習へとつながるのであるから，リフレクションは，個人の学習だけでなく，組織の学習を継続し，改善し続けるための基盤であり，有用な手法といえよう．

▶文献

1) 日本看護協会編：看護にかかわる主要な用語の解説—概念的定義・歴史的変遷・社会的文脈，p.38，日本看護協会，2007
2) P.F. ドラッカー著，上田惇生訳：マネジメント—基本と原則（エッセンシャル版），ダイヤモンド社，2001
3) 道又元裕編：最新エビデンスに基づく「ここが変わった」看護ケア，照林社，2013

4) P.F. ドラッカー著，上田惇生ほか訳：ポスト資本主義社会―21世紀の組織と人間はどう変わるか，ダイヤモンド社，1993
5) Polanyi M : The Yacit Dimension, Routledge & Kegan Paul, 1966
6) Nonaka I & Takeuchi H : The Knowledge-Creating Company. Oxford University Press, 1995
7) 野中郁次郎，紺野登：知識経営のすすめ，筑摩書房，1999
8) 大崎正瑠：暗黙知を理解する．東京経済大学人文自然科学論集 127：21-39, 2009
9) Dev m Rungapadiachy：Self-Awareness in Health Care, Palgrave Macmillan, 2007
10) Wagner RK & Sternberg RJ : Practical intelligence in real world pursuits : The role of tacit knowledge. Journal of Personality and Social Psychology 49 (2)：436-458, 1985
11) Argyris C, Schön DA : Organizational Learning : A Theory of Action Perspective, Addison-Wesley, 1978
12) 安藤史江：ドミナント・ロジック．超企業・組織論（高橋伸夫編），p.161-170, 有斐閣，2000

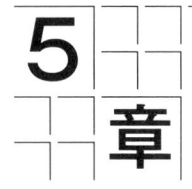

5章 リフレクションの スキルとトレーニング

　リフレクションは，人の自然な思考過程である．
　リフレクションの思考過程には，自分自身の「経験」「思考」「感情」「行動」「知識」が含まれている．リフレクションは，行った看護行為を，なぜ<u>その行為をそのように</u>行ったのか，<u>その行為の結果はなぜそのように</u>なったのかを，単に行為と結果の直線的な因果関係を明らかにするのではなく，注意深く考え，私たち自身の考え方や価値観，看護行為を再吟味すること，私たちの前提・論理を疑ってみること，実践に関連する社会的，政策的，専門職上の重要な問題を深く考えることなどを含む"思考を思考する"ことである[1]．

　実践現場で働く看護師が，リフレクションを，自分の実践活動（実践行為）を吟味することを通して学習し，看護専門職として成長していくための「学習の道具」として用いることができるようになるためには，どのような学習活動をしたらよいだろうか．
　筆者は，看護実践過程（看護過程）を展開する場合に必要な思考の仕方とリフレクションの思考過程を重ね，看護過程が思考のスキルとして学習されるように，リフレクションも思考のスキルとして学習できることを示した[2]．つまり，リフレクションの思考過程に深く関係する基礎的スキルを磨く必要があるということである．
　本章では，リフレクションに必要なスキルと，そのトレーニング方法を解説する．

1 リフレクションに必須のスキル

　Atkins & Murphy [3] は，リフレクションのスキルには「<u>自己への気づき</u> (self-awareness)」「<u>描写</u> (description)」「<u>批判的分析</u> (critical analysis)」「<u>総合</u> (synthesis)」「<u>評価</u> (evaluation)」があることを明らかにした．これらのスキルを磨くことは，リフレクションの度合い（レベル）や方向性と関係すると，Boud ら[4] や Mezirow [5] も支持しており，Atkins & Murphy が提示したこれら5つのスキルは，発表から約20年間経た現在も変わらず受け入れられている．このことを考えると，これら5つのスキルは，リフレクションのための必須のスキルといってよいであろう．

　これらのスキルは海外で開発されたものであり，必ずしも日本人の思考の特徴に合致しているとはいえないという意見もあるであろう．事実，日本では，池西らが，看護実践が向上することを目指すリフレクション思考の看護への活用は，「自己への気づき」の前に「(状況への)関心」が重要であると指摘している[6]．「(状況への)関心」は患者への関心でもあり，その状況にかかわることを決定づけた理由であり，患者のことを考えて関与する姿勢の表れである．たとえば，「ある看護師は，Aさんに対して元来関心があり，いつもとの違いが気になったため，診察の時には付き添うようにした」[7] と述べている．しかし，池西らの研

リフレクションの5つのスキル

①自己への気づき (self-awareness)
②描写 (description)
③批判的分析 (critical analysis)
④総合 (synthesis)
⑤評価 (evaluation)

究では，このような状況あるいは患者への関心が，リフレクションのスキルであるかについて言及されていない．むしろ，ケアリングの姿勢・価値として捉えられている．このことから，今のところ，日本の看護師のリフレクションのスキルとして上記5つを基本に考えることが妥当であろう．

それでは，まずリフレクション思考に必須の5つのスキルについて概説し，その後，筆者らが行っているリフレクション研修と5つのスキル向上の学習方法を紹介する．

1）自己への気づきのスキル

自己への気づきのスキルは「自己気づき」とも表され，自分自身の性格や信念，価値観，特性，強み・弱みを意識することであり，ものの感じ方，考え方の特徴を含めて自分自身のことを知るためのスキルである[8]．看護実践をリフレクションする第一の目的は看護職としての自己成長にあり，自分の実践行為に埋め込まれている（よほど意識しないとそれに気づかない）自分自身の物事の捉え方や考え方，感じ方の傾向や癖がその状況の認識や判断，看護行為の選択にどう影響したかについて知ることで，意味づけてその経験から学ぶことができる．

自己への気づきのスキルが必要だということは，人は誰しも，「自分自身が知らない自己」，「無意識・無自覚な自己」があるということを前提としている．自己（self）は，内的自己（自分が感じる内面）と外的自己（自分の外見や姿勢，動作，身振り・手振り，表情などの非言語的な態度，発言などによって生じる自分に対する他者の見方）に区別されるが，内的自己には，他者に開示している部分と，開示していない部分があり，外的自己には，自覚している自己と，無自覚な自己がある．そして，内的自己にも外的自己にも表れていない自己がある．このことは，一般的に「ジョハリの窓」（図1）を用いて説明される．

左上の窓は，自分が思う「私」と他者が思う「私」が一致している部分である．左下の窓は自分ではわかっているけれども他者に知られたくない「私」，右上の窓は自分では気づいていないが他者は気づいている

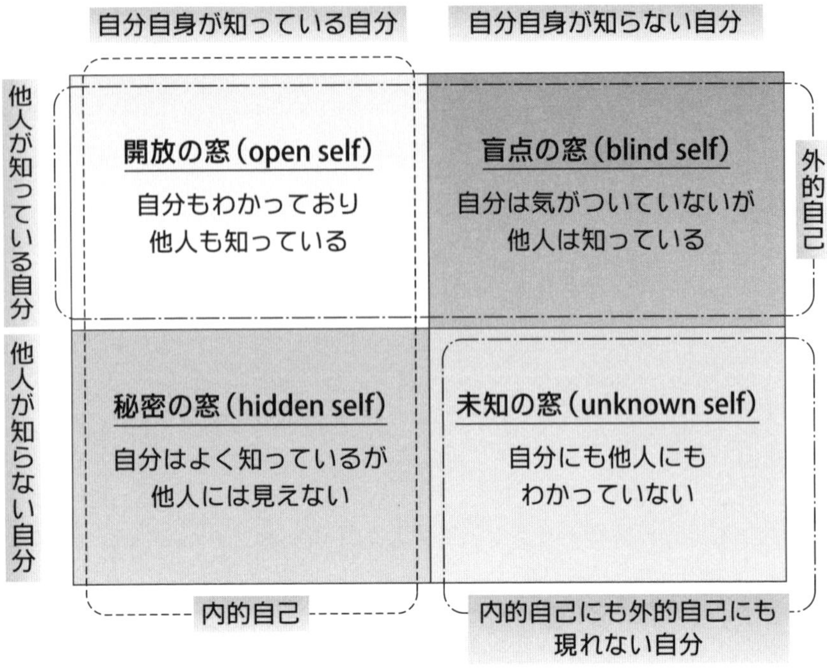

	自分自身が知っている自分	自分自身が知らない自分
他人が知っている自分	**開放の窓（open self）** 自分もわかっており 他人も知っている	**盲点の窓（blind self）** 自分は気がついていないが 他人は知っている
他人が知らない自分	**秘密の窓（hidden self）** 自分はよく知っているが 他人には見えない	**未知の窓（unknown self）** 自分にも他人にも わかっていない

左側：内的自己　　右側：外的自己
下段右：内的自己にも外的自己にも現れない自分

図1 ジョハリの窓

[久瑠あさ美：ジョハリの窓，p.35, 152 の図を参考に筆者作成]

「私」，右下の窓は自分も他者もまったくわかっていない未知の「私」である．

　看護実践のリフレクションにおいて，自己への気づきというのは，自分では気づいていない外的自己（すなわち，盲点の窓）や，内的自己にも外的自己にも表れていない自己（すなわち，未知の窓）に気づくことである．

　他者とのリフレクションを通して，他者からのフィードバックを受け入れることで盲点の窓にある自分を知ることができ，また，他者には見えていない自分を開示することにもなり，秘密の窓は小さくなる．さらに，自分自身に問いかける（自己対峙する）ことによって，盲点の窓や

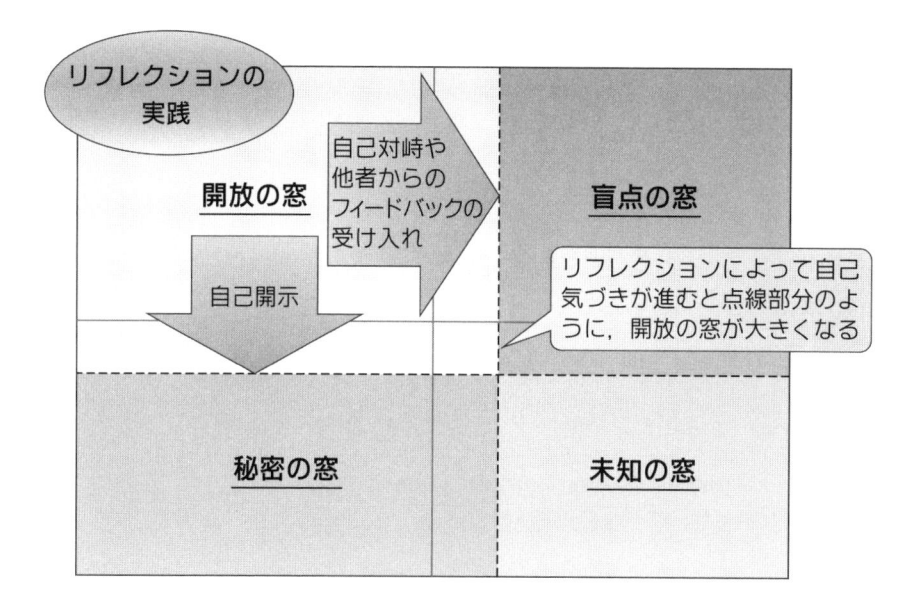

[図: ジョハリの窓]
- 開放の窓
- 盲点の窓
- 秘密の窓
- 未知の窓

リフレクションの実践

自己開示

自己対峙や他者からのフィードバックの受け入れ

リフレクションによって自己気づきが進むと点線部分のように，開放の窓が大きくなる

未知の窓にある自分に近づくことができる．そうすることで，開放の窓が大きく，未知の窓が小さくなり，無意識・無自覚であった自分の考え方の傾向や信念，価値観や暗黙知に気づくことができる．

2）描写のスキル

　描写のスキルは，看護実践における経験の表現法である．表現法には話したり書いたりすることが一般的であるが，他には演劇やダンスでの表現もある．ここでは，話したり書いたりするスキルに焦点を当てる．

　自分の直接的経験を，話したり書いたりして自分自身や他者に伝えることが，リフレクションの基盤となる．そのため，文章表現の原則である5W1H，すなわち，when：いつのことか，who：誰がいたのか，where：どこで起こったのか，what：何が起こったのか，how：どのようにしてそれが起こったのか，why：なぜそのようにしたのか，なぜそうなったのか，を意識しておくことが基本となる．そのうえで，あなた自身の経験について，そのことについてまったく知らない他者が，ま

るでそこにいたかのように理解できるような描写であることが理想である．リフレクションは，行為において感情がどのように影響したのかを知ることも重要だからである．描写のスキルには，情感を表す豊かな表現力も含まれる．

　この描写のスキルの向上によって，自分の経験を全体的かつ具体的に表現することや，その経験からの学びを表現することが可能になり，より深いリフレクションになる．

```
描写のスキル

5W1H    when：いつのことか
        who：誰がいたのか
        where：どこで起こったのか
        what：何が起こったのか
        how：どのようにしてそれが起こったのか
        why：なぜそのようにしたのか，なぜそう
             なったのか
```

3）批判的分析のスキル

　批判的分析のスキルは，自分の実践行為における気にかかる状況や場面を，私個人という自己（self）と看護専門職としての自己の双方から深く吟味するスキルである．言い換えれば，自分の行った行為とその結果の中に埋め込まれている自分の価値観，考え方や感じ方の傾向や癖，そして，その行為をなぜそのようにしたのかという看護実践行為の根拠を明確にするスキルである．

　Atkins & Murphy は，行為を行った看護師自身の感情や価値観，態度が行為の結果に影響することを認識すべきであると指摘して，リフレクションにおける批判的分析を，問題解決思考としてのクリティカル・シンキング（批判的思考）と区別している．そして，この批判的分析の

スキルには次の事柄を含む必要があると述べている[9]．

批判的分析のスキル

① その状況に関連している知識の存在を確認し，明確にすること．
② その状況の中で生じた感情や，その感情の行為への影響を探ること．
③ その状況に存在する患者の問題や課題を明らかにし，それに取り組むこと．
④ その状況で，自分の行った行為以外に，他に選択肢はなかったかを想像・推測し，探求すること．

　リフレクションにおいて，批判的分析を行うことで，自分の既知の知識や感情などがどのように実践に影響したかを確認でき，問題点があればそれを認め改善に挑戦すること，代替の行為を模索・選択することができる．

4）総合のスキル

　総合のスキルは，分析の逆で，分解された要素や概念を関連させたひとまとまりに組み立てていくことで，ある結論を導くスキルである．批判的分析の結果，明確になった要素間の関連を検討して，ある結論を見出すことともいえる．
　このスキルは，きわめて創造的かつ独創的な思考が含まれている．たとえば，看護実践において患者の看護計画を修正する必要がある時は，さまざまな情報源からの情報を吟味したうえで情報を総合している．つまり，総合は，それまで行ってきた看護実践行為に活用された知識や感情，態度と，さまざまな情報源からの情報によって加わる新たな知識や感情あるいは態度を照らし合わせて，修正や追加をして1つにまとめるプロセスである．
　そうすると，看護実践行為の選択肢が増えることになるので，その結果，私たちは，既存の考え方や看護実践行為を維持することも含めて，

どのような看護実践を行うかの選択をすることになる．

また，リフレクションにおける総合のスキルは，科学的な論理性の向上を目指すクリティカル・シンキングの能力を高めるための必須のスキルでもある．さらに，この総合のスキルによって，看護実践の中に埋め込まれている実践知（暗黙知）に接近し，新たな実践で使える理論の生成に貢献することができると考えられている[10]．

5）評価のスキル

評価のスキルは，物事の価値や是非について判断するスキルであり，その状況での自分の行為や行動の何がよくて，何がよくなかったのかを自分で考えることである．

通常の評価では，自分の看護実践行為や行動を評価する場合，前もって準備していた基準や原理（教科書の知識や施設のルールなど）に左右されるが，リフレクションの評価では，それらに反していたとしても，その状況にどれだけ適合しているかで評価することが重要である．また，リフレクションにおける評価は，行為や行動だけではなく，価値判断や態度，考え方などについても評価するものであり，よりよい看護実践に向かうためには欠くことができないスキルである．

すなわち，看護実践のリフレクションにおける評価は，セルフアセスメントや自己評価という<u>その</u>実践における自分自身を検討する個人的なものとして捉えられる．

なお，評価することで，状況との対話によってクリティカルな思考が高められ，自己対峙によるエンパワーメントが可能になると考えられている．

2 リフレクション思考に必須のスキルのトレーニング法

　これまでリフレクションには,「自己への気づき」「描写」「批判的分析」「総合」「評価」の5つのスキルがあることをみてきた．これらのスキルを磨くためには，トレーニングが必要である．それには，1つ1つのスキルを磨く方法と，リフレクションの思考の枠組みを用いてリフレクション思考のトレーニングをする中でこれらのスキルの向上も図る方法がある．

リフレクションの5つのスキル

①自己への気づき（self-awareness）
②描写（description）
③批判的分析（critical analysis）
④総合（synthesis）
⑤評価（evaluation）

　後者の方法は，「経験」を練り上げ，さらに高い次元へと高めるために，「経験の再構成」を連続的に促すことが重要だと主張した，Gibbsの『Learning by Doing』（為すことによって学ぶ学習）[11]を基盤とする．これを基盤にした看護実践のリフレクション学習については3節で改めて説明する．ここでは，前者の1つ1つのスキルのトレーニング方法について具体例を提示する．

1）自己への気づきのスキルのトレーニング

　筆者らは，自己への気づきのスキルトレーニングを行う際，自分や他者の価値観を知ること，それを相互に尊重することを重要視している．以下に，「あなたの価値リスト」，「人生地図」，「木の上のクマ」の3つのトレーニング例を紹介する．

① あなたの価値リスト

このトレーニング方法は，Bulman らの著書に紹介してある[12]ものを参考にして筆者が応用したもので，あなた自身の価値観や信念を見つめて明らかにすることを目的にしている．

練習1．あなたにとって一番重要なことは何ですか？　個人的に，あるいは看護師である私にとって大切で意味深いことは何ですか？　以下の例文にならって，リストをつくりましょう．そして，自分自身の価値観を説明してみましょう．

例：私にとって・・・・・・（こと）は，重要である．

①

②

③

・何が鍵となる価値観か，いくつかはっきりさせてみましょう．
・あなたはその価値観をどのようにして獲得したのでしょうか？
　影響したできごとや人物を思い出してみましょう．

価値観は，私たちの人生の見方，世界の見方に枠組みを与え，私たちの行動の基盤ともなる．看護実践における価値観も同様に，自身の看護実践に対する見方，考え方の枠組みを与えてくれる．また，自分自身の看護実践に対する価値観を理解することは，自分自身の行った看護実践に対し責任をもって引き受けることを意味する．価値観は，ほかの誰かと同じではないことに気づくことで，私たちが看護実践の場で直面する価値の対立の状況を理解することにもつながる．

② 人生地図

この方法も Bulman らの著書にある演習[13]と似ている．人生地図を作成することは，私たちのキャリアのポジティブな側面やネガティブな側面を思い出させてくれる．そのことを語り合う中で，同じような思いをしていたりすることに気づいたり，落ち込んだり悲しいできごとを語る中では支援が提供されることもある．

練習2．横軸を年齢，縦軸を幸せ度とします．

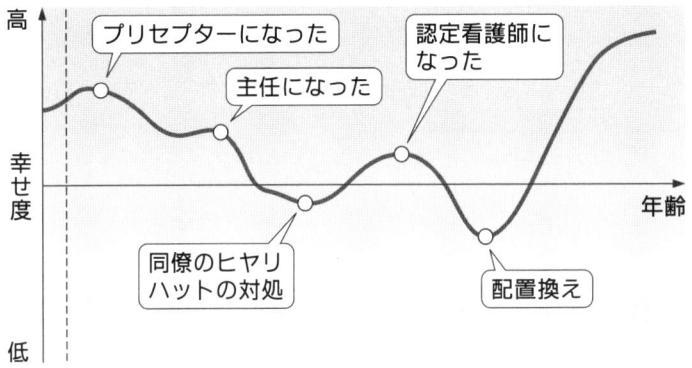

（グラフ：横軸「年齢」，縦軸「幸せ度（高／低）」．プロット点として「プリセプターになった」「主任になった」「同僚のヒヤリハットの対処」「認定看護師になった」「配置換え」）

- いつ看護師になろうと思いましたか？　そのあたりからグラフを始めましょう．
- 看護師人生のスタートラインを書き込みましょう．（図の中の点線）
- 看護師としてのこれまでの人生を振り返って，幸せ度を線で表してみましょう．
- 幸せ度が高い時／低い時には何があったのですか？　思い出して簡単にそのことを書きましょう．
- 幸せ度が低い時，どのようにして乗り越えてきましたか？　関係したできごとや人物を思い出して簡単に書きましょう．
- 自分のこの人生地図を他者と共有できますか？　できれば，ペア（グループでもかまわない）になって，自分の人生を語りましょう．

❸ 木の上のクマ

　用紙に描かれた大きな木とそれにさまざまな位置や恰好をしているクマを見て，自分の今の状況に最も近いクマを選ぶ．そして，なぜそのクマを選んだのかを簡潔に説明する．それを仲間で紹介し合う．自己に向き合う簡単な方法として用いることができる．

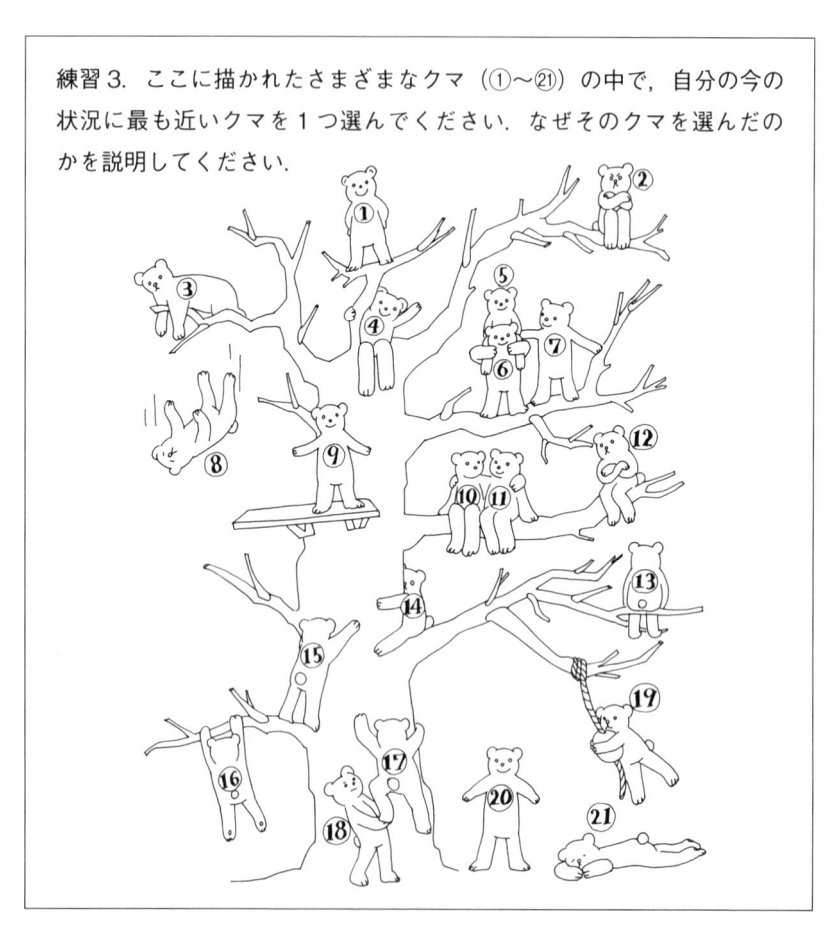

練習3．ここに描かれたさまざまなクマ（①〜㉑）の中で，自分の今の状況に最も近いクマを1つ選んでください．なぜそのクマを選んだのかを説明してください．

※本図は Brandes D, Phillips H：Game slide' handbook. 140 Games for Teachers & Group Leaders, Hutchinson, 1987 を基にオックスフォードブルックス大学の Chris Bulman 先生（2002 年当時）が作成したものであり，Bulman 先生から直接許可を得て筆者が使用しているものである．

2）描写のスキルのトレーニング

（言葉で）描写するとは，（言葉で）表現することである．人には，生まれつき表現の才能を授かっている人もいれば，最も適切な言葉を見つけるのに苦心する人もいる．しかし，リフレクションの学習においては経験の描写が重要である．表現の得意不得意にかかわらず，リフレクションの初めの一歩を踏み出したい．

自身の経験の描写において，その状況を正確に言葉で表現するためには表現の原則5W1H（106ページ参照）が大事であるが，その他にも注意すべきことがある．

描写では，読み手や聴き手が理解できるような言葉を使わなくてはならない．専門用語は専門家どうしの場合にだけ通じるということを認識しておく必要があるし，とくに通称や略称などは定義や指すものが曖昧になるおそれもある．

また，関係ない情報と重要な情報を区別しなくてはならない．自分自身の経験を書いた文章であるから，自身は当時の感情や状況理解をもって読むことができるため，情報の軽重は自然と区別がつくが，その経験を初めて読む・聞くものにとっては，文面からでしか情報の重みを判断できないことを意識しておかなければならない．

① 他者の表現の検討

まず，他者の表現について検討するとよいだろう．きっと，表現の原則5W1Hの要素と使われている言葉の巧みさに気づくことだろう．

練習4．自分のお気に入りの小説や伝記，詩集などの読み物から，どこか数ページを選び，次の作業をしましょう．
・どの部分の表現が，詳細で具体的かつ全体の状況を表現していますか？　そこにどのような要素がありますか？

童話作家の新美南吉『てぶくろを買いに』[14]を例に挙げてみる．彼の美しい情感に満ちた文章と親しみやすい言葉での語りの文体は大きな魅力である．次の冒頭の文章を読むと，ある冬の朝，きつねの親子に起きたできごとと状況（そのできごとの始まりと帰結）が目に浮かぶように理解できる．

> 　寒い冬が北方から，きつねの親子のすんでいる森へもやってきました．
> 　ある朝，ほらあなから，子どものきつねが外に出ようとしましたが，
> 「あっ」
> とさけんで，目をおさえながら，かあさんぎつねのところへころげてきました．
> 　「かあちゃん，目になにかささった．ぬいてちょうだい．はやく，はやく」
> 　と，いいました．
> 　かあさんぎつねがびっくりして，あわてふためきながら，目をおさえている子どもの手を，おそるおそるとりのけてみましたが，なにもささってはいませんでした．かあさんぎつねは，ほらあなの入口から外へ出てはじめて，わけがわかりました．昨夜のうちに，まっ白な雪がどっさりふったのです．その雪の上からお日さまがキラキラとてらしていたので，雪はまぶしいほど反射していたのです．雪を知らなかった子どものきつねは，あまりつよい反射をうけたので，目になにかささったのかと思ったのでした．
> 　子どものきつねは，あそびにいきました．
>
> ［新美南吉：てぶくろを買いに．童話集 花のき村と盗人たち・ごんごろ鐘ほか九編，p.17-25，講談社文庫，1977より抜粋，下線は筆者追加］

リフレクションの描写のスキルは，自分の経験を，そのことをまったく知らない他者が聞いたり読んだりした時に，まるで他者もそこにいたかのように状況を再構築できることが重要である．

② 自分の経験を語る

　自分の普段の経験について誰かに語るとよい．5W1Hなど状況を正確に伝えることを意識して，自分の経験を描写し他者に伝える実践を積むことが，描写のスキルのトレーニングになる．

練習5．あなた自身の経験について，そのことについてまったく知らない他者が，まるでそこにいたかのように理解できるような語りに挑戦してみましょう．
- それはいつ，どこでの出来事ですか？（When, Where）
- 誰がいましたか？（Who）
- その時あなたが感じたことは何ですか？
- あなたは何を，どのようにしましたか？（What, How）
- なぜあなたはそうしたのですか？（Why）
- その出来事の後，あなたはどんなことを思ったり感じたりしましたか？

＊聞き手である他者は，語り手の経験を知りたいと関心をもって聴きましょう．わかりにくいところがあれば，「それで，どうしたの？」「なぜ？」などと反応して，双方で経験を共有するようにしましょう．

　他者によく理解してもらえる描写となる要素は：
1) その経験の中で起こったできごとの重要な背景が含まれている；
2) そのできごとはどのように展開していったのかが含まれている；
3) そのできごとに自分を含め誰が登場しているのかが含まれている；
4) その時自分は何を考えていたかが含まれている；
5) その時自分はどう感じていたかが含まれている；
そして，
6) その結果どうなったか（結果）が含まれている；
などである．

3）批判的分析のスキルのトレーニング
① 感情の分析トレーニング

「電車の床に座っている若者を見た時」「オリンピックのメダリストのインタビューを聞いた時」どんな感情を抱きましたか？　思い出してください．感情の分析とは，それらの感情について，「なぜ，私はそのような感情表出をしたのだろうか？」「そのように感情表出したことと関連したことは何か？」「私が表出した感情は，これまでの私の経験と関連はないか？」などと自分に問うことである．日記を書いている場合は，感情が表現されているだろうから，このような問いを自分自身にしていけばよい．

些細な経験であっても，人は何かしらの感情を感じているものである．まず自分の経験を描写し，そこでの感情を分析してみるとよい．筆者は，前述した練習5で語った「自身の経験」を活用して，自分の感情の分析の練習をしている．

> 練習6．まず，自身の経験を書いてください．書いたら，文章をよく読んで，感情が関与した部分を確認します．その部分をさらに注意深く読み，以下のことを正直に自分に問うてみましょう
> ・なぜ，その時，そのような感情になったのですか？
> ・あなたにそう感じさせた要素は何ですか？
> ・あなたにそう感じさせたのは，あなたの過去の経験と何か関連していますか？

誰かと，あるいはグループでトレーニングをする場合，この感情の分析がとても難しい．私たちは自分の感情を他者に知られたくないと思うことが多いからである．とくに日本人は，感情表出をしないことが美徳の文化の中で生きている．したがって，自分の経験を表現するスキルは向上するが，その経験の中で生じた感情を表現するとなるとけっこう難しいようである．

② ディベート

　批判的質問は，生活のさまざまな場面に応用できる．何か「テーマ」についてグループでディベートをすると，自分たちの主張を，どのような論理でそこにいたったのか理由や根拠を意識して述べることになる．そして，「正しい」か「間違い」ではなく，その状況によってさまざまな意見があることに気づき，自分の意見を異なった角度から見る機会になる．Bulman らも著書でディベート演習を紹介しているが，本稿では楠見らの『批判的思考力を育む』[15] から，花城 [16] の通信販売チラシの批判的分析を紹介する．

練習7．「XX でこんなに痩せました」という通販チラシを次の質問に沿って検討していく．
①その情報の出所は信頼できるか
②その出所が信頼できる根拠は何か
③情報はどのような目的で出されているか
④情報が正しい根拠はあるか
⑤情報が間違っている根拠はあるか
⑥情報に含まれる客観的事実は何か
⑦情報が客観的事実である証拠は何か
⑧情報に含まれる個人的意見は何か
⑨主観的意見を客観的意見のように述べていないか
⑩先入観を持たせる部分はないか
⑪ステレオタイプな意見が含まれていないか
⑫述べられていない仮定をもとにした主張ではないか
⑬暗に示して，誘導しようとしている部分はないか
⑭見当違いの理由に基づく主張ではないか
⑮その主張に偏見はないか
⑯その主張に曖昧で不明瞭な点はないか
⑰その主張に論理的矛盾はないか
⑱その情報・主張に説得力はあるか
⑲自分の結論が正しい根拠は何か
⑳自分の結論が間違っている根拠は何か

4）総合のスキルのトレーニング

前述のとおり，看護実践におけるリフレクションでの総合とは，新しい知識や感情，態度と，それまでの知識や感情，態度とをまとめることを指し，総合された知識や感情，態度によって，状況の新たな洞察を可能にする．このスキルは習得・向上が難しいスキルである．

友人に手紙を書くことが，総合のスキルの練習に活用できる．たとえば，看護師はよく研修に参加するので，その研修に参加したことから何を学んだかを考えて，学んだことや経験した自分の変化を友人に手紙で伝えるというものである．

練習8．あなたが参加した研修で何を学んだか，自分にどのような変化が生じたかについて，友人に手紙を書きましょう．
- あなた自身についての気づきはどんなことですか？
- あなたの看護実践に最も影響したと思う知識や理論は何ですか？
- あなたが看護実践の中で直面している問題・課題について，これまでと異なる見方や考え方ができるでしょうか？
- あなた自身の変化に最も影響したと思う研修でのできごとや状況を1つ選び表現しましょう．

5）評価のスキルのトレーニング

日本では，誰かが誰かを評価するというと，悪いところをあぶり出すような感覚がするのか，あまりよい意味で受け止められていない．悪く評価されることへの恐怖によって，評価そのものを避けることもある．自己評価でさえも，自分の否定的な要素をみるという考え方が強いのか，たとえば，OECDの国際教員指導環境調査では，日本の中学校教師の指導に関する自己評価は諸外国に比べて低いという結果が出ている[17]．しかし，何のために評価するのか，評価の目的を考えることが重要である．自身の看護実践経験をリフレクションする目的は，看護実践

力の向上にあるので，その意味でリフレクションにおける評価は未来志向的であるべきで，評価することで自身の実践を改善・向上させることに活かすことにこそ評価の意味がある．そのためには，正当な評価のスキルを身につけておくことが重要である．

　リフレクションにおける評価のスキルの練習では，あくまでも自分自身の看護実践経験をリフレクションするのだから，自己評価スキルを磨くことになる．

　まず，行為の結果としてよかったこととよくなかったことを明確にする．次に，その実践の状況で行った行為に埋め込まれている意識されなかった感情や行為の根拠となる知を掘り起こして顕在化した結果，自分の看護実践の何がよいのか，よくないのかを自分自身の主観や思い込みに偏ることなく判断する．そうして，最終的に，同じような状況でどのような選択をして，どのような看護実践に変えるかを判断する．

　このように，評価のスキルはその経験から何を学んだかを明確にしていくプロセスとして練習するとよい．一方，リフレクションを他者と共に行っていく場合は，他者の経験について，その人自身が自己評価できるように促すことが重要になる．

3 リフレクションのトレーニング

　前節までは，看護実践のリフレクションに必要な5つの基本的スキルについて説明し，それらのスキルを磨き向上させるためのいくつかの方法を提示した．それら1つ1つのスキルは，別々のものではなく，リフレクションの思考過程全体で相互に関連している．そのため，リフレクションの思考の枠組みを用いてリフレクション思考のトレーニングをすること，すなわちリフレクション学習によって，すべてのスキルを磨くことができる．本節では，筆者らが行っているリフレクション学習の方法を紹介する．

　筆者らが行ってきたリフレクション学習は，初期には筆者らが勤務していた基礎教育機関において，基礎教育の一部として看護学生を対象に行っていたが，近年は，病院・職能団体・教育機関など個別に計画された院内継続教育・現任教育やFD（ファカルティ・ディベロップメント）の一環として，臨床看護師，看護管理者，看護教員を対象に行っている．本稿で取り上げるリフレクション学習の例は後者のものである．

1）リフレクション学習のための準備

　リフレクション学習に充てられる時間は，3～6時間程度（半日研修あるいは1日研修）が多い．いずれにしても，初めてリフレクション学習をするという場合には，リフレクションとは何か，看護職にとってリフレクションをする意義は何か，という概念理解と意義を話すようにしている．リフレクションは「振り返り」と訳されることが多く，また人は誰でも「振り返り」をしているだけに，看護にとってのリフレクションの意味や意義を理解し，普段の「振り返り」と何が違うのかを学習参加者が自ら気づき学習へのモチベーションを高めることが重要だと考えるからである．

　また，リフレクション学習は，リフレクティブな看護実践家に成長するための1つの手段という位置づけをしており，そのためには自分の

実践をリフレクションすることが大切なので，学習参加者には自身の看護実践をメモ程度でよいので記述してくるよう事前にお願いしている．場合によっては，その場で学習参加者に自身の看護実践を想起してもらうという方法も取っている．

参加人数は通常30人程度としているが，講義が中心となる3時間の短い研修では60〜80人の場合もある．

2）リフレクション学習の進め方

筆者らが行っているリフレクション学習の一例（臨床看護師を対象にした1日6時間の研修）を下に示す．

リフレクション研修スケジュール例

	時間	内容
午前	9:00〜 9:30	リフレクションのウォーミングアップ（アイスブレーキング）
	9:30〜10:15	講義①「リフレクションとは，看護師にとっての意義」
	10:15〜10:30	休憩
	10:30〜11:00	リフレクション演習①「看護実践経験を語る」
	11:00〜11:30	リフレクション演習②「語りからの気づきを記述する」
	11:30〜12:00	まとめとQ&A
午後	12:00〜13:00	昼食
	13:00〜13:30	講義②「リフレクションにおける分析・総合」
	13:30〜14:15	リフレクション演習③「実践行為の分析と総合」
	14:15〜15:00	リフレクション演習④「リフレクションを促進するフィードバック」
	15:00〜15:15	休憩
	15:15〜15:45	リフレクション on リフレクション「学びの明確化」
	15:45〜16:00	まとめとQ&A

まず，学習参加者の緊張をほぐすためのアイスブレーキングを行う．初めてリフレクション学習に参加する学習者は，リフレクションについてあまり知識がないことをまるでよくないことのように思ってしまう．また，リフレクション学習をすることに積極的でないまま参加した学習者は表情が硬い．そういったことに配慮して，学習者どうしの自己紹介を兼ねて学習の場の雰囲気をつくる．

　次に講義に入るが，臨床現場で働く看護師は普段1時間以上座学をすることは少ないことを考慮して，1回の講義時間は1時間以内としている．また，休憩時間は長めにとっている．

　リフレクション演習は，前述した5つのスキルのトレーニングをいくつか組み込んでいる．このリフレクション学習は集合教育なので，リフレクション演習は3～6人のグループで進めることが多い．以下，3人の場合で説明する．

　リフレクション演習①では，3人グループとなり，自身の看護実践経験を想起し語ってもらう．この場合，3人がそれぞれ役割をもつ．1人は，リフレクターとして，自身の看護実践経験を語る．もう1人は，ファシリテーターとして語りを聴く，そして3人目は，オブザーバーとしてリフレクターとファシリテーターの様子を観察してメモをする．

　1人目の語りが終わったら，オブザーバーが，リフレクター，ファシリテーターにそれぞれどうだったか感想を聞いて，最後にオブザーバーとして観察したことをフィードバックする．

　この時，ファシリテーター，オブザーバーのフィードバックは，看護実践経験を語ったリフレクターにとって，共にリフレクション学習をしている重要他者になる．そのため，最初の講義の中でコーチングスキル（第6章を参照）について触れており，ここで活用するよう促す．

　役割を変えてこれを順番に繰り返す．

　この演習では3人の関係性が重要になる．看護実践経験を語る中では自分のその時の感情を表出することにもなるので，オープンに感情をも語れる関係性が大事である．

リフレクション演習①の実施方法

・3人1組でグループをつくる
　＊グループメンバー間の関係性が大事です！
　＊気の合う人とグループをつくりましょう！
・1人がリフレクター，1人がファシリテーター，1人がオブザーバーになる．
・リフレクターになったら，リフレクションする内容（実践の経験）を話す．
・ファシリテーターは，リフレクターが状況を語りやすいように「なぜ？」「どのように？」とオープンな発問をする．引き出す，つなげる，振り返りを促す視点をもつ．
・オブザーバーは，リフレクターとファシリテーターの両方を注意深く観察してメモをする．
・終わったら，オブザーバーがリフレクターに「どうでしたか？」と聞いて自由に話してもらう．次にファシリテーターに「どうでしたか？」と聞いて自由に話してもらう．
・最後にオブザーバーが観察したことを基に感想を述べる．
　　　　　　　　　　　　順番に役割を変えて，これを繰り返す

リフレクション演習②の記述ガイド

・演習①の語りを基に記述する（書く）．
・記述した後，記述を読み返して次のことを明確にする：
　＊自分や，他者への感情や価値について，何か気づきはあったか？
　　それは何か？
　＊この経験を語り，記述してみて，自分の看護実践について何か
　　気づいたことはあったか？　それは何か？
　＊その気づきのきっかけ（鍵）になったことは何か？

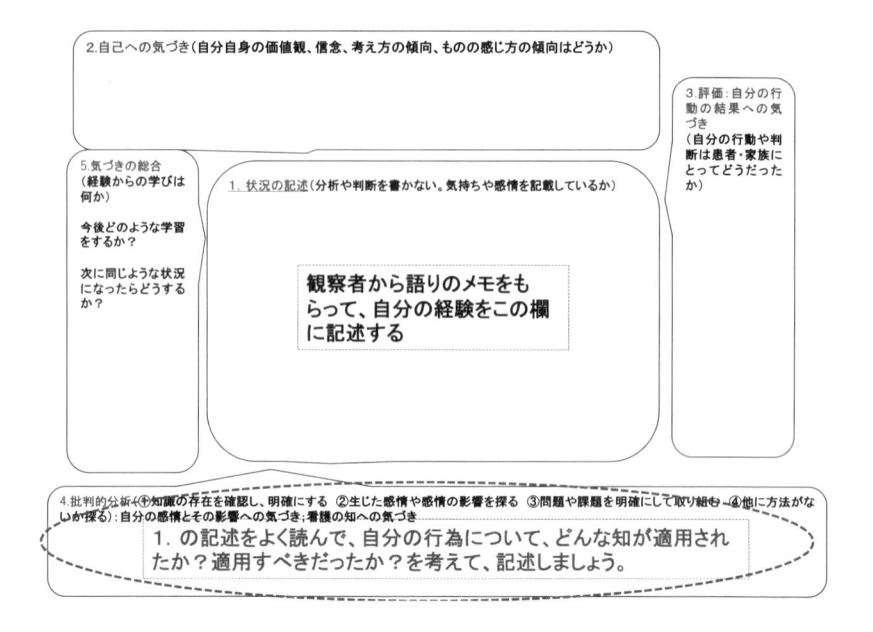

```
2.自己への気づき(自分自身の価値観、信念、考え方の傾向、ものの感じ方の傾向はどうか)

                                                                              3.評価:自分の行
                                                                              動の結果への気
                                                                              づき
 5.気づきの総合                                                                 (自分の行動や判
 (経験からの学びは     1. 状況の記述(分析や判断を書かない。気持ちや感情を記載しているか)  断は患者・家族に
 何か)                                                                         とってどうだった
                                                                              か)
 今後どのような学習
 をするか?
 次に同じような状況        観察者から語りのメモをも
 になったらどうする        らって、自分の経験をこの欄
 か?                      に記述する


 4.批判的分析:①知識の存在を確認し、明確にする ②生じた感情や感情の影響を探る ③問題や課題を明確にして取り組も ④他に方法がな
 いか探る):自分の感情とその影響への気づき;看護の知への気づき
             1. の記述をよく読んで、自分の行為について、どんな知が適用され
             たか?適用すべきだったか?を考えて、記述しましょう。
```

図2 筆者らが用いているリフレクションシート

　この演習の一連の時間配分は，おおよそ語りを5〜8分，オブザーバーのフィードバック時間を7〜10分程度とし，1クール15分程度で，3人合わせて45分間で終えるように調整している．

　次のリフレクション演習②は，演習①で行った語りを記述することである．この時，描写のスキルを意識して，語った自分の看護実践経験を記述のためのガイド（前ページ）を参考に，リフレクションシート（図2）に記述していく．記述する過程でさらに想起したことを加えることになる．この時間が，自分の看護実践をリフレクションする時間である．また，この記述が，午後の分析・総合の演習の題材となる．

　午後は，まず「リフレクションにおける分析・総合」について講義し，その後，演習③として，午前中に書いた記述を注意深く読んで，批判的分析を行い，学びの明確化に向けて進めていく．ここからの学習活動の時間は，深く考えることを要求されるので，適宜休憩を入れながら進め

るようにしている．

　リフレクション演習④「リフレクションを促進するフィードバック」は，午前中の講義の中でリフレクションとコーチングの関係やフィードバックとコーチングについて触れているので，ペアあるいはグループで，記述した経験を読み合い，より深くその経験を理解し，その経験の中に埋め込まれている暗黙知を引き出すような発問を工夫してみる演習を行う．

　そして，「学びの明確化」の時間では，リフレクションの思考のプロセスを通して自分の看護実践の経験の中に埋め込まれていた暗黙知は何か，これからの学習課題は何かなど明確にする．さらに，研修参加者が，研修全体を通して何をどのように学んだかを，リフレクションの思考のプロセスを思い出しながら振り返り，リフレクションの思考のプロセス全体を意識するよう促す．

　最後に質疑応答の時間を取っているが，同時にまとめとして，リフレクション学習全体を通して，リフレクション学習に対するモチベーションがどう変化したか自己評価する時間を設けている．初めてのリフレクション学習の場合，リフレクションの概念理解と学習をすることについての肯定的見方への変化を期待している．

3）リフレクティブジャーナルの活用

　上記のように，リフレクション学習では，語りとともに，「記述」が重要になる．記述を活用することでリフレクションの学習は効果的に進んでいく（図3）．この記述を<u>リフレクティブジャーナル</u>とよぶ．

　リフレクティブジャーナルの書き方を教えてほしいといわれることがある．しかし，ジャーナルの内容は思考そのものであり，頭の中で想起した，経験した特定の状況を捉え言葉で表現したものである．その表現は，その人の情報の関連づけや意味づけを表している．そのため，ジャーナルをこう書きなさいというと，思考を壊し，形式に沿った記述になり，リフレクションのトレーニングにはならなくなってしまう．そのため，筆者らが行っているリフレクション学習においても，記述のきっかけと

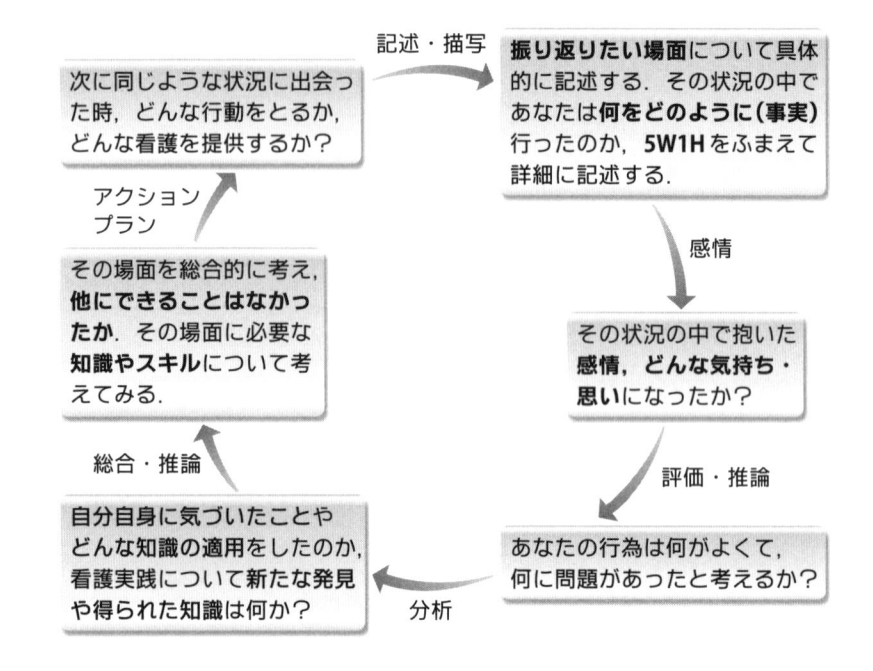

図3 記述を用いたリフレクション学習のサイクル

（図中テキスト）
- 記述・描写：振り返りたい場面について具体的に記述する．その状況の中であなたは何をどのように（事実）行ったのか，5W1Hをふまえて詳細に記述する．
- 感情：その状況の中で抱いた感情，どんな気持ち・思いになったか？
- 評価・推論：あなたの行為は何がよくて，何に問題があったと考えるか？
- 分析：自分自身に気づいたことやどんな知識の適用をしたのか，看護実践について新たな発見や得られた知識は何か？
- 総合・推論：その場面を総合的に考え，他にできることはなかったか．その場面に必要な知識やスキルについて考えてみる．
- アクションプラン：次に同じような状況に出会った時，どんな行動をとるか，どんな看護を提供するか？

なるガイドは示すが，それ以降は自由に表現してもらっている．

● まとめ ●

　本章は，リフレクティブな看護実践家に成長するために，リフレクションに必須の5つのスキルについて解説するとともに，それぞれのトレーニング法をいくつか紹介した．そして，リフレクションスキルの学習を含むフレクション学習全体の構成を，具体例を挙げて説明した．
　リフレクション学習は学習参加者と共につくりあげるので，その時々で学習者の状況を見ながら変更したり工夫したりしている．あくまでも筆者らの行っているリフレクション学習の方法であるが，参考にしていただけたらと思う．

また，リフレクションは一度研修に参加して学習しただけでは十分咀嚼できない深いものである．そのため，鳥取赤十字病院など，病院施設によっては，数年にわたって研修を継続しているところもある[18, 19]．看護教員のFDとして計画されたリフレクション学習をどのように看護基礎教育機関に導入しているかについては，宮脇の論考[20]を参照されたい．

▶文献

1) Bulman C, Schutz S：Reflective Practice in Nursing, 5th ed, p.23, Wiley-Blackwell, 2013
2) 田村由美：看護実践力を向上する学習ツールとしてのリフレクション．看護教育 48（12）：1078-1087, 2007
3) Atkins S & Murphy C：Reflection：a review of the literature. J Adv Nurs 18（8）：1188-1192, 1993
4) Boud D, Keogh R and Walker D：Reflection：Turning Learning into Experience, Kogan Page, 1985
5) Mezirow J：A critical theory of adult learning and education. Adult Educ 32（1）：p.3-24, 1981
6) 池西悦子，田村由美，石川雄一：臨床看護師のリフレクションの要素と構造：センスメイキング理論に基づいた'マイクロモメント・タイムラインインタビュー法'の活用．神戸大学医学部保健学科紀要 23：105-126, 2007
7) 前掲書6），p.112
8) 田村由美ほか：リフレクションを行うために必須なスキル開発−オックスフォード・ブルックス大学における教授方法実践例．Quality Nursing 8（5）：419-425, 2002
9) 前掲書3）
10) 田村由美，津田紀子：リフレクションとは何か―その基本概念と看護・看護研究における意義．看護研究 41（3）：172-181, 2008
11) Gibbs G：Learning by Doing：A guide to teaching and learning methods. Further Education Unit, Oxford Polytechnic, now Oxford Brookes University, 1988
12) 前掲書1），p.57
13) 前掲書1），p.58
14) 新美南吉：てぶくろを買いに．童話集 花のき村と盗人たち・ごんごろ鐘ほか九編，p.17-25, 講談社文庫，1977
15) 楠見　孝，子安増生，道田泰司編：批判的思考力を育む−学士力と社会人基礎力の基盤形成，有斐閣，2011

16) 花城梨枝子：育成事例②「消費者教育のための批判的思考力の開発」．批判的思考力を育む―学士力と社会人基礎力の基盤形成（楠見　孝，子安増生，道田泰司編），p.166-167, 有斐閣，2011
17) TALIS 日本版報告書「2013 年調査結果の要約」http://www.nier.go.jp/kenkyukikaku/talis/imgs/talis2013_summary.pdf（2014 年 9 月 11 日検索）
18) 小山和子：鳥取赤十字病院看護部におけるリフレクションの取り組みとその成果．看護実践の科学 37（8）：6-17, 2012
19) 小山和子：リフレクション，変化，そして挑戦．看護実践の科学 39（9）：14-22, 2014
20) 宮脇郁子：リフレクティブな実践への学生と教員の道のり．看護実践の科学 39（9）：13-27, 2014

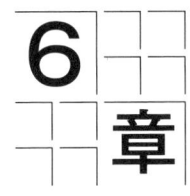

6章 リフレクションを促進するフィードバック

　フィードバック (feedback) とは，電気・生物・心理・社会学などの専門分野で用いられるが，もう少し広いところでは，「(操作・実験などの補正的な) 結果についての情報，(講演などに対する) 反応，意見，感想」という意味がある[1]．日本語で一般にフィードバックというと，後者の意味合いで用いることが多い．

　看護師の仕事においては，たとえば先輩看護師が新人看護師に対し，新人看護師が行った看護実践の良い点・悪い点を，今後の彼女の看護実践の向上もしくはそのための気づきのためにフィードバックする．つまり，看護の臨床では，フィードバックは日常的に行われている行為である．しかしながら，フィードバックについて言葉の意味を頭では理解できていても，効果的なフィードバックの実際についてあまり意識していないことが多い．たとえば，「成長してもらいたいのよね」と思いながら後輩看護師に行ったフィードバックが，相手には逆の「ダメだし」に受け取られてしまった経験のある読者も少なくないだろう．フィードバックにも，効果的に行うためのスキルがあるのである．

　看護におけるリフレクションは，自分の実践経験から学ぶ学習の道具としてリフレクション思考のプロセスを活用し，看護実践 (看護教育実践，看護管理実践を含む) を向上させることを目指している．そのプロセスにおいて，フィードバックは重要な役割を果たす．
　本章では，リフレクションの学習をしていくうえで必要になるフィードバックの方法について概観する．

1 フィードバックとは

1）学習におけるフィードバックの影響

　Nariciss は，フィードバックを「同僚や教師など外からのフィードバック，あるいは，学習者自身による内的フィードバックの違いはあるが，学習者が行ったパフォーマンスあるいは学習した事柄に対して提供される反応すべてである」[2]と定義している．この定義は，フィードバックが，学習者の学習の質に強く影響することを示唆する．

　Gielen ら[3]は，フィードバックがどのように学習に影響するかを，Mory[4]を引いて，以下の4つを提示している．

フィードバックが学習に影響する4つの観点

①フィードバックが反応の頻度や精度（正確さ）を上げるインセンティブ（刺激）になるという見方

②フィードバックが自動的に前の刺激につながって（正確な反応に焦点化した）強化刺激になるという見方

③学習者がフィードバックを（間違った反応に焦点化して）確認したり前の反応を変更したりするための情報として活用するという見方

④フィードバックは，学生が自身の学習のプロセスを分析したり，内的に学習の概要を構築したりするための足場（土台）として重要視されているという見方

　Reid[5]や Boyd & Fales[6]の
　　「看護実践の経験を振り返る思考のプロセスで，経験により引き起こされた気にかかる事柄に対する内的吟味および探求の過程であり，実践からの学びを構築することである」
という看護におけるリフレクションの定義や，

「リフレクションの結果，経験の意味づけを行い，複雑な臨床の問題に対する新しいアプローチを創出し，看護実践力を高め，自己・専門職としての成長をもたらす」

というリフレクションの目的，さらに，リフレクションの学習が，

　「私たち自身の経験から学ぶ学習過程であり，私たちの前提としている既存の知識やスキルについて再度注意深く批判的に吟味し，新たな知識やスキルを実践に組み込むプロセスである」

ことなどと照らし合わせると，リフレクションにおけるフィードバックの影響は，上記4つの観点の中の4つ目の見方として捉えるのが妥当であろう．

2）リフレクション学習におけるフィードバック

　リフレクティブな看護実践家が，看護実践からリフレクションを用いて学ぶ場合に用いられるフィードバックは，「学習者自身による内的フィードバック」（Nariciss）[7]であり，自分自身との内的対話の意味合いである．しかし，内的対話の意味でのフィードバックは，自分が自分に問いかけていくことなので難しい．そこで，リフレクションのトレーニングをする場合は，まず他者からのフィードバック，他者へのフィードバックという，少なくともフィードバックする側と受ける側の2人でフィードバックし合う形をとることが多い．

① 看護実践（経験）
↓
② リフレクション（リフレクションのプロセス）
　・実践の振り返り：語る，記述する
　・振り返った内容の吟味 ← ここでフィードバックが行われる
　・総合，評価
↓
③ 次の実践につなげる（行動）

一人でリフレクションをする場合は，リフレクションのプロセスの中で常に自分自身に問いかけていくことがフィードバックとなる．

その場合，2つの形態が考えられる．1つは，看護学生の臨地実習指導や新人看護師の指導などの場合で，学生や新人看護師と教員あるいは臨床指導者という教える者が学ぶ者にフィードバックをする構図である．この場合，フィードバックされる看護師や学生は，怖いといった「恐怖感」を伴うことが多い．

　もう1つは，職場の同僚とペアで，あるいはグループで相互に看護実践の向上を目指して学び合う場合である．このフィードバックは，ピア・フィードバック（同僚間フィードバック）とよばれている．看護実践におけるピア・フィードバックについてEisen[8]は，「個人としても専門職としてもお互いに成長することを目指し，相互尊重に基づく二人以上の同僚間で行われる肯定的なコミュニケーションを通して，看護実践をより価値づけたり，向上させたりするもの」と述べている．そして，「リフレクションするということ自体を共有する中で，対話と成長を強調するので，互恵的学習が促進される重要なものである」と指摘しており，ピア・フィードバックの場合は「恐怖感」はそれほど伴わないと解釈できる．なお，ピア・フィードバックはピア・コーチングともいい，後ほど改めて解説する（143ページ参照）．

　「恐怖心」を抱いていると，自分の内面をなかなかオープンに表現できず，リフレクションをする場合の基盤である「自己気づきのスキル」を活用しにくいと考えられるため，フィードバックをする場合は，フィードバックを受ける側にできるだけ「恐怖心」を抱かせないことが重要である．したがって，フィードバックが効果的であるためには，リフレクション学習をするために適切な相手を選択すること，フィードバックをする側と受ける側の関係性を築くことが必要である．

　そもそもフィードバックは，その状況にかかわるすべての人にとって必要な対話である．とくに，リフレクションの学習における対話は，ギリシャ哲学でいうところの問答によって主題を探求することに起源をなし，共有可能なテーマのもとで，聴き手と話し手で行われる創造的なコミュニケーション行為，すなわち，相手をよく知ることができるような

意味のあるコミュニケーション行為である．そして，対話で重要なことは，物事が正しいか間違っているかではなく，現実的か，理解できるかどうかが重要とされる思考形式であることである．つまり，「雑談でも議論でもない，自由なムードの中の真剣な話し合いで，言い換えれば，真面目なテーマについての話し合いを真剣に楽しむスタンスをとること」[9]である．

このように，リフレクション学習においてフィードバックをし合う2人の関係は，本来，仕事上の上司と部下，臨床指導者と新人看護師，教員と学生のような公式な関係を問わないものである．双方が看護師（看護教員・看護管理者）として成長したいと願う意思をもっていることが前提にあればよい．そして，リフレクションの学習者は，リフレクションのプロセスの中で，リフレクションをするために取り上げたそれぞれの看護実践における患者の状況や看護師自身の信念や考え方，自身の看護実践やその環境などについて，さらに，広くヘルスケアシステムなどについてフィードバックを受けることによって，気づきが促され，より深く自分の看護実践を吟味できるようになる．

2 リフレクション学習における フィードバックのスキル

　他者にフィードバックする場合のフィードバックは，<u>コーチングスキル</u>の1つであり，対象者にコーチが感じたことを返すことである．コーチ（coach）は，馬車と訳されるように，大切な人をその人が望む場所に送り届けるという意味をもっている．コーチングでは，主役は対象者で，スポットライトをその相手に向ける．そして，答え（取るべき行動）はその人自身にすでにあると考え，コーチはその人自身に答え（取るべき行動）に対する気づきを促し，その人の主体的な取り組みをサポートする．

　他者と共に行うリフレクション学習におけるフィードバックは，看護実践を振り返るリフレクターが，語ったり，記述したものを他者に読んでもらったりする学習プロセスにおいて，その他者が感じたことをリフレクターに返すことであり，そこにはコーチングスキルが用いられる．

　効果的なフィードバックを行うために，リフレクション学習プロセスの途中で，次のような事柄を考慮しておきたい．

---

1) その看護実践経験の中で，その人自身が思っていたことや考えていたことを，途中で遮らず，時に要約しながら全体を聴く．
2) その人の現状や考え方などに対してそれを認め，気づきを促す動機づけをする．
3) その人の看護実践経験の全体を理解するために，オープンな質問を行う．

　これらは順に，「<u>傾聴する</u>」，「<u>承認する</u>」，「<u>オープンでパワフルな質問をする</u>」というコーチングスキル[10]である．それぞれのスキルについてみていく．

1）傾聴する

「きく」には3通りある．「訊く（ask）」「聞く（hear）」「聴く（listen）」である．

「訊く」は，尋ねるという意味で，訊き手の気持ち・目的が主体となる．「道を訊く」などという時の「きく」である．「聞く」は一般的な「きく」に用いられ，「噂を聞く」「物音を聞く」などがそうである．「聴く」は，身を入れて聞く，耳を傾けて聞くという意味合いがあり，「音楽を聴く」「有権者の声を聴く」などと用いられる．これをリフレクション学習における指導者と学習者の対話の中で考えてみよう．

「訊く」：指導者が学習者の気持ちを考えずに，訊きたいことを訊いている．刑事ドラマの取調室の状況での尋問のような様子が目に浮かぶ．恐怖心以外にフィードバックされないのではないか．

「聞く」：指導者が，自分の都合のよいところだけを聞いて，都合の悪いところは聞き流していないだろうか．聞いた内容は指導者の関心や興味次第ということでは，適切なフィードバックにはならない．

「聴く」：指導者が，学習者に対して積極的に耳を傾けて話を聞いている姿が目に浮かぶ．学習者の言葉を聴き，心の内面を捉えようとしているのであろう．効果的なフィードバックが期待できる．

このように，積極的に耳を傾けて話を聞くことを，「傾聴」という．「傾聴」は，話し手の感情や情感をも聴くことであり，話し手は自分の気持ちをできる限り正確に表現しようとする．相手側から心を開き話してもらうことである．

傾聴することは案外難しい．具体的には，相手の話に関心を向け，相手の話は最後までよく聴き，話の全体を把握する．相手の心が開かれるような言葉づかいを心がける（逆に心が閉じるような言葉遣いはしない）．傾聴していることが他者から見てもわかるよう身体全体で傾聴的態度を表す．理解を深めるための素直な反応，良し悪しの判断をしないで聴くなどが挙げられる．

このような傾聴のスキルをまとめると，次のような事柄が含まれる．実際に意識しながら練習をしてみるとよく理解できると思う．

① うなずき

「うなずき」とは，相手の話している声が聴こえているという反応である．うなずくことで，相手は聴こえていると安心する．反対にうなずかないと，相手は聴こえているのかどうか不安になる．

相手の話す内容によってうなずき方も変わる．たとえば，楽しい話や明るい話の場合の「うなずき」は「浅く」「早く」なる．つらく，苦しい話の場合の「うなずき」は「深く」「遅く」なる．

② あいづち

「あいづち（相槌）」とは，相手の話している内容が伝わっているという反応である．「あいづち」を打つことで，相手は話していることが理解されていると安心する．反対に「あいづち」を打たない—まったく反応しないという意味であるが—と，相手は自分の話していることが理解されているかどうか，変なことを言っているのではないかと不安になり，違う言い回しを探そうとしたりして，時にはパニック状態に陥ってしまうこともある．

一方で，機械的な「あいづち」は避けなければならない．何を話しても「ふん」「ふん」といった「あいづち」の繰り返しは，相手は馬鹿にされていると感じてしまい逆効果になる．

「あいづち」は何種類かもっていて，使い分けることが大切である．たとえば，「はい」「へー」「うん」「ええ」（悲しい話は「う～ん」）というような単純な「あいづち」や，「なるほど」「本当？」「すごいな」「それいいね」「おもしろい」というような心のこもった「あいづち」である．

③ アイコンタクト

「アイコンタクト」とは，通常，話などをしている最中に互いに目と目を見合わせることで，視線と視線を合わせる非言語的コミュニケーションの1つの形態である．

傾聴している場面でいえば，相手の気持ちが伝わっているということを，目で相手に伝える反応である．「アイコンタクト」をすることで，

相手は気持ちが伝わっていると安心する．「アイコンタクト」をしないと，相手は自分の気持ちが理解されているかどうか，変にとられていないかと不安になる．また，「目は口ほどに物を言う」ということわざがあるように，相手の話に対して何も声をかけなくても，目だけで共感を示すこともできるものである．傾聴する時はきちんと相手の目を見ていることが重要である．

④ 確認：繰り返し（オウム返し）

「繰り返し」とは，言い換えれば「オウム返し」をすることであり，相手の話していることが伝わっているという反応である．「繰り返し」をすることで，相手は話の内容が伝わっていると安心する．相手の言っていることを忠実に「オウム返し」にすることで，相手は自分の言っていることを確認することができる．

「繰り返し」には2種類ある．1つは，内容の反射という「繰り返し」である．具体的には，「主語＋目的語」すべてを繰り返すことで，「主語」だけでも「目的語」だけでも内容の反射にはならない．もう1つは，感情の反射という「繰り返し」である．これは，形容詞・副詞がキーワードとなる．たとえば，「つらい」と相手が言った時に「つらいんですね」と繰り返すことである．しかし，相手が「楽しい」と言った時に「面白いんですね」と返すのは「繰り返し」にはならない．「繰り返し」は言葉を変えてはいけないのである．とくに感情の表現は後述の要約では言い換えができないので注意する必要がある．

⑤ 確認：言い換え（要約）

「言い換え」とは，相手の話していることを要約して言葉にすること（まとめること）である．上記④の「オウム返し」と同様，話している内容が伝わっているという反応である．要約して言葉にすることで，相手はコーチが，自分が話した内容をどう理解しているかがわかる．コーチにとっても自分の理解が正しいかどうか相手に確認できる．たとえば，「あなたの言われていることは，整理すると○○○○ということで

すね」という言い方になる．

⑥ うながし
　「うながし」は「あいづち」と組み合わせて使うことが多い．たとえば，「それいいね（あいづち）．それから？（うながし）」というようなうながし方である．つまり「うながし」は，「話をそのまま先に進めてよいという合図」である．話しが止まった時は，まず「あいづち」や「アイコンタクト」で話がわかっていることを伝えたうえで「うながし」をすることで，相手は話しやすくなる．そうでないと，今までの話を理解してもらえているのか不安になり，この先を話してもいいものか考えてしまう．

⑦ 沈黙に耐える
　「沈黙」とは，相手が自分の心の深い部分を必死になって探っている行為である．必死になって探っている人に話しかけることは，手助けでもなんでもなく，邪魔をしていることになる．相手が考えているのにそれに対して余計なことを言って中断してはいけない．相手が沈黙から戻ってくるのを待つことが重要になる．相手の沈黙をおそれないで，沈黙に耐えて待てるのが，コーチングスキルの要である．

　以上のような，傾聴のスキルが効果的に使えるかどうかは，「聴いてやる」というポジションパワーの態度ではなく，人間性豊かなパーソナルパワーが重要である．「傾聴」している/してもらっていると双方が認識できた時，お互いに相手のことを一人の人間として尊重し合え，本音で話し合える．

　上記のような「傾聴」のスキルをうまく使えるようになることは，リフレクション学習をする場合にとても重要である．まず，相手が何を言おうとしているのか真摯な態度で一生懸命に聴くことが大事である．そして，相手が話している言葉だけでなくその背景にあるものも理解しようとする聴き方になるように，一定のトレーニングが必要になる．

2）承認する

　「承認」とは，相手を認めることである．つまりコーチングにおける「承認する」とは学習者である相手の行動・考え・意見など，相手の存在も含めてすべてを認め支持することである．コーチが学習者に対して「承認」していることを口に出して伝える行為，メッセージを送ることがきわめて重要である．言い換えれば，学習者のいいところを見つけてほめることでもある．

　しかし，「ほめる」ことと「おだてる」ことは違う．コーチングスキルでいう「ほめる」とは「相手の存在を認めた上でほめる」というところがポイントである．つまり「承認」とは，単に結果をほめるのではなく，相手の存在を認めたうえで，その成長や変化をほめるということである．そのためには，リフレクション学習において，その人（看護師）が以前はどうだったのかを知っていなければならない．また，どのように承認していくか留意する必要がある．

　承認のメッセージは，メッセージの主体別に「<u>YOU メッセージ</u>」「<u>I メッセージ</u>」「<u>WE メッセージ</u>」の3種類がある．

① YOU メッセージ

　「あなたはすばらしい」，「あなたはよくがんばった」など，メッセージの主体が「あなた」となるメッセージのことである．

　「YOU メッセージ」には，「あなたは○○○○だ」ということで，そこにはコーチの評価の気持ちが込められている．しかし，言われたほうは居心地が悪いものとなることや，人によっては，「そんなお世辞には乗らないぞ」，「そんなはずはないんだ」とひねくれてしまうこともある．メッセージの受け手がそのメッセージを否定することもある．いくらほめ言葉をメッセージにして相手に伝えても，「いえいえ，そんなことはありません」と否定されてしまえば，効果はなくなってしまう．

　たとえば，先輩看護師が新人看護師の清拭援助技術の上達を認めて言った一言をみてみよう．

先輩看護師：「あなた清拭援助うまくなったね」
新人看護師：「そんなことないです...」
先輩看護師：「いいえ，あなたはずいぶんがんばっているわよ」
新人看護師：「いえー...そんなことないです．うまくなったなんてとても思えません」

② Iメッセージ

「あなたは○○○○で，私は元気づけられた」，「あなたは○○○○で，私は鼻が高い」「YOUメッセージ」の後ろに「私」の気持ちがつき，メッセージの主体が「私」となるメッセージのことである．

私がそう感じているのだということであり，このメッセージは受け取った人が否定できない．また，受け取った人が充実感を覚え，達成感を感じやすいメッセージになる．小泉元首相が，貴乃花のけがをおしての本場所幕内優勝に対し発したメッセージ「痛みに耐えてよくがんばった．（私は）感動した」というのは「Iメッセージ」である．

前述のたとえを「Iメッセージ」にすると次のようになる．

先輩看護師：「私，感心したことがあるの」
新人看護師：「なんでしょうか」
先輩看護師：「この前あなたがAさんの清拭をしている時の力の入れ具合を見て（私は）すごくうまくなったと思ったの」
新人看護師：「そう言ってもらえてうれしいです．これからもがんばります」

③ WEメッセージ

「部長も喜んでいた」，「わが社としても名誉なことだ」などのようにメッセージの主体が「個人」ではなく「組織」となるメッセージのことである．

「WEメッセージ」は組織に認められ，組織貢献ができたことがダイレクトに表現されているため，「Iメッセージ」以上に受け取った人が充実感を覚え，達成感を感じやすいメッセージになる．

同じように，前述のたとえを「WEメッセージ」にすると次のようになる．
　先輩看護師：「あなた清拭援助うまくなったわね」
　新人看護師：「そんなことないです...」
　先輩看護師：「師長さんもずいぶんがんばっていたからと言って喜んでいたわよ」
　新人看護師：「そう評価してもらえてうれしいです．これからも，この病棟で一生懸命がんばります」

　このように，承認することは単に「ほめること」ではない．しかし，日本人は，面と向かって自分の気持ちを言うのは苦手だともいう．相手をほめる時にもその苦手意識が出てくるので，わざわざ言わなくても「阿吽（あうん）の呼吸である」とか，「言わなくても私の気持ちはわかっているだろう」とか考えがちになる．しかしながら，認めていることを言葉や行動で伝えない限り相手はわからない．誰にでも必ずキラリと光るところがある．相手のいい点を認めるように常に心がけていれば必ず「承認」することにつなげられると思う．

3）オープンでパワフルな質問をする

　「質問」とは，質問を受ける側がすでに答えをもっていればすぐに答えられるが，答えをもっていない時は考えて答えようとする．つまり，質問には2種ある．1つは，質問を受ける側が答えをわかっていて容易に回答できるもの．もう1つは，質問を受ける側が即答できず，答えを考える質問である．後者は，質問を受けて，その答えを考えることによって，ことの本質を理解することができるものであり，**パワフルクエスチョン**という．リフレクション学習のプロセスの中での「対話」において，パワフルクエスチョンは，質問を受ける側が「考える行為をする」有効な手段となる．つまり，パワフルクエスチョンによって自分がこれまで思いつかなかった考えが思い浮かび，「目から鱗が落ち」，独りよがりの偏った発想や考えから解放される．

具体的には，まずオープンクエスチョンを活用することである．たとえば，「どうしたいと思っているのですか？」と，相手の意思を引き出す質問をする．なぜ・何・どのように，をうまく使って，「どうしたら成功したと思う？」「どうすればできたと思う？」というように，原因追求ではなく可能性を引き出す問題解決型の質問をする．また，「それはどういう意味？」「・・・についてもう少し説明して」などと具体化する質問（言葉の明確な説明を促す質問）をする，「そのことが今のあなたに役立つという考え方はどうですか？」といった視点を変える質問や異なる角度で考えてみるよう促す質問をする，「今の気持ちを何かにたとえてみたらどうかな？」と擬人化して客観視を促す質問をするなどが挙げられる．さらに，感じていることを率直に言葉に出すよう促すことも重要である．

　以上，効果的なフィードバックを行うためのスキルをみてきた．「傾聴する」「承認する」「オープンでパワフルな質問をする」というのは，フィードバックする側による一方向な伝達のスキルではなく，リフレクション学習者どうしの協働による対話を円滑に進めるスキルである．つまり，フィードバックとは，対話型のコミュニケーションスキルともいえるであろう．

3 ピア・コーチング

通常の臨地実習やメンタリング（メンターによる新人看護師指導）といったコーチングには上下関係があるが，ピア・コーチングには上下関係はない．同僚で，看護職としてお互い尊重し合える仲間どうしがコーチングし合うことである．だから恐怖感，威圧感がない．オープンでいられる．これをピア・フィードバックともいう．

1）ピア・コーチングのプロセスと要素

Waddellら[11]は，「ピア・コーチングは，自分の意思で，評価しない，相互尊重的，相互に利益があるパートナーシップをもつ同僚二人の，似た経験をもち新しい知識やスキルを実践に組み込みたいと願いトレーニングセッションに参加した人によって行われる」と述べ，ピア・コーチングのプロセスを以下のように提案している．

ピア・コーチングのプロセス

- 前提となる知識とスキルがある
- ラポール（信頼関係）を構築する
- 学習のための相互に尊重できる目標を共有する
- 新しく学習した知識やスキルを実践に組み込む
- パフォーマンスのためのゴールを設定し，観察し，リフレクションとフィードバックによって，実際の看護実践の状況の中で看護実践行動を変化させる

また，次のようなピア・コーチングの要素を挙げている．

> まず，初期のトレーニングのデザインの段階では：
> (1) 学習者にどこが不快なところか，それをコーチはどう助けるかを説明する
> (2) 必ず新しい知識や新しい知識の適用についてデモンストレーションする
> (3) それら新しい知識やスキルが実践の中に組み込めたらどうなるか，さまざまな実践の状況にたとえて概観できるようにする．実際に試してみる機会をつくる
>
> 次に，トレーニングに入ったら：
> (4) お互いの実践を観察し合って評価判断をしないフィードバックをする
> (5) しかし，問題の所在は自分で明らかにできるよう促す（相互尊重的学習契約を結ぶことが重要）
> (6) それぞれの学習目標に沿って自己評価をする

　(4) のフィードバックのセッションでは，コーチは学習目標に対してフィードバックすることに徹する．たとえば，「あなたが患者や家族とのコミュニケーションを向上させたかったということは，家族が外で待つ必要がある理由を，彼らに順を追って注意深く説明していたという明確な根拠を示してくれたのでよくわかった」というようにフィードバックする．

　そのために，コーチは学習者の行動をよく観察し常に望ましい行動をメモしておく．そしてその能力をほめる．あるいは，もっと向上する必要があるところはポジティブアプローチを使って指摘する．たとえば，「私は，あなたが注射のための準備をする前に，化学療法の指示をチェックしたことはとても素晴らしかったと思う．実施する前に患者の名前をダブルチェックするとまさに完璧ね」といった具合である．

　フィードバックは，望ましくない行為を行うことを止めなければならない．たとえば「もしあなたが患者の衣服を脱ぐのを手伝うことを続け

たら，彼女の自律性や自己効力感を下げてしまうかもしれないわね」というようなフィードバックをする．フィードバックは，タイムリーに，効率的に，明確に，より具体的に，その小さな行為に限定してすることがポイントである[12]．

(5) では，コーチによる質問がリフレクションを促進する．たとえば，「あなたが○○○をしていた時，あなたは何を考えていたの？」と，看護師に学習者の役割を思い出させ，自分の認知プロセスに対する吟味が必要なことに気づかせ，「この新たなスキルをあなたは今すぐにできると思いますか？」というように，彼女の看護実践のレパートリーを増やすための新しい知識やスキルを組み込むことを助ける．そして最後に「それはあなたにとってどうでしたか？」と学習者に学びの総合を促す．

コーチングによってリフレクションが促進されているか，(6) の自己評価はとても重要である．看護師が自分の意思で個のトレーニングセッションに参加したのであれば，ある程度の自己評価は可能である．自己評価を継続することが重要になる．

2）ピア・コーチングの特徴

Dunn[13] は，ピア・コーチングの特徴を，相互信頼，ラポール，尊重，エンパワーメントであると述べている．そして，効果的にフィードバックをするためには，防衛を最小限にすることであると指摘している．それにはお互いに信頼し合っていなければならない．つまり，信頼は正直で誠実なコミュニケーション，ラポールの確立，お互いを尊重しているという意思表示（表現）の証なのである．さらに，Dunn は，相互信頼のためには次の5つの事柄が重要であると述べている．①まず，学習者を知ること，次に，②学習者のニーズに集中しようとすること，③学習者との関係性にコミットすること，そして，④成長には痛みを伴うし，プロセスからはみ出ることもあることを受け入れることと，⑤正しい時に正しいことをする勇気をもつことである．

ピア・コーチングをするペア間の信頼の度合いは，コミュニケーションの質とフィードバックの感受力に大きく影響する[14]．

3）ピア・コーチングのタイプ

　ピア・コーチングには，コンサルティング型とコンフロンティング型の2つのタイプがある．両者とも実践を向上させる目的は同じだが，1つ目のコンサルティング型は，コーチに学習者の役割，すなわち質問することやフィードバックが求められる．2つ目のコンフロンティング型は，コーチに観察者の役割，たとえば，行為のよかったところやもう少し学習する必要があるところを指摘するといったことが求められる．どちらか一方というのではなく，実際には両方をうまく組み合わせてピア・コーチングは進められる．そして，同僚看護師間で行うピア・コーチングの中で，相互に役割の入れ替わりが行われながら進んでいく．

● まとめ

　看護におけるリフレクションは，単に自分の看護が良かった・悪かったという情緒的振り返りではなく，自分が行った看護実践行為を「なぜ，その時そのように判断して，その行為をそのようにしたのか，その結果は患者や家族にとって，また看護師である自分自身にどのような影響があったか，その行為の中に埋め込まれている事柄は何か」など，看護実践の質を高める，看護の知の創生を目指すきわめて知的な思考過程である．そのため，リフレクションの思考に慣れるにはトレーニングが必要であり，そのトレーニングは意識化してリフレクションを行うことが最初の入り口である．

　その場合，フィードバックが重要になる．本章で述べたコーチングスキルを組み込んだフィードバックをリフレクションのトレーニングに実際に使うことを勧める．「教える側と学ぶ側」という対立構造ではないことが実際にやってみることで実感できるであろう．

▶文献

1) 新英和大辞典, 第五版, 研究社, 1980
2) Narciss S : Feedback Strategies for interactive learning task, in Spector JM et al ed : Handbook of Research on Educational Communications and Technology, 3rd ed, p.125-143, 2008
3) Gielen S, Tops L, Dochy F et al : A Comparative study of peer and teacher feedback and of various peer feedback forms in secondary school writing curriculum. Br Educ Res J 36 : 143-162, 2010
4) Mory EH : Feedback research revisited, in Jonassen DH ed : Handbook of Research on Educational Communication and Technology, p.745-783, Macmillan, 2003
5) Reid B : 'But we are doing it already!' Exploring a response to the concept of reflective practice in order to improving its facilitation. Nurse Educ Today 13 (4) : 305-309, 1993
6) Boyd EM & Fales AW : Reflective Learning : Key to learning from experience. Journal of Humanistic Psychology 23（2）: 99-117, 1983
7) 前掲書2)
8) Eisen MJ : Peer-based professional Development viewed through the lens of transformative learning. Holist Nurs Pract 16（1）: 30-42, 2001
9) 中原淳, 金井壽宏：リフレクティブマネジャー：一流は常に内省する, 光文社新書, 2009
10) ヒューマンバリュー編著：コーチングの技術―組織が変わり成果が変わるコーチングとは?, オーエス出版, 2000
11) Waddell DL, Dunn N : Peer coaching : the next step in staff development. J Contin Educ Nurs 36（2）: 84-89, 2005
12) Veenman S & Denessen E : The coaching of teachers : Results of five training studies. Educational Research and Evaluation 7 : 385-417, 2001
13) Dunn N : Coaching clinicians to improve their CBE skills (2003) in Waddell DL, Dunn N : Peer coaching : the next step in staff development. J Contin Educ Nurs 36（2）: 84-89, 2005
14) 前掲書8)

7章 リフレクションのアセスメント

　リフレクションは，基礎教育や継続教育で，実践の質向上や専門職としての成長を目指した学習過程として活用される機会が増えている．大学の授業のような公式の場面はもちろん，個人的に実践を振り返る非公式な場面でも，よりよく学び，成果に結びつけるために，学習状況の把握と改善に向けた課題を明らかにすることは重要である．また，時にはつらい経験を振り返ることになるため，経験を振り返り学ぶことへのモチベーションを維持するためにも，自己の成長を明らかにすることは重要である．

　筆者は，基礎教育および継続教育においてリフレクションの授業や研修に携わってきた．研修の参加者からは，リフレクションを体験して，実践の中での自分自身の感覚や意図に気づき，自分の傾向や実践の異なる側面を見出し，さらに類似した状況に遭遇した際の行動計画を明らかにすることができた達成感を感じ，今後も継続してリフレクションを実施したいという感想が多く聞かれる．しかし，後日，研修受講者が自分の日常の看護実践を，研修と同じリフレクティブサイクルに沿ってリフレクションしてみるも，研修で体験したような気づきにつながらないと聞くことがある．筆者は，そのように聞いた時に，自己のリフレクションを客観的にアセスメントすることが重要であり，各自が活用できるアセスメントツールが必要であると感じてきた．そこで筆者らは，リフレクティブジャーナルのアセスメントツールの開発に取り組んできた．

　本章では，看護におけるリフレクションのアセスメントの考え方とその意義について説明する．また，開発中のリフレクティブジャーナルのアセスメントツールを紹介し，ツールを活用したアセスメントの実際についても取り上げる．

1 リフレクションのアセスメントの考え方

1 ）アセスメントの定義

　リフレクションのアセスメントと評価については，その定義があいまいに使われていることや，アセスメントのプロセスが確立していないことが，その推進を妨げている[1]といわれている．アセスメントを大辞林でみると「評価，査定，事前評価」[2]とあるように，評価と同義で使われることがあるが，この2つには区別が必要である．混乱なくアセスメントについて検討するために，まずアセスメントと評価の定義について述べる．

　Burnardは，アセスメントは「状態を変化もしくは修正する目的で，特別な時にその状態を確認することである」といい，評価は，「行動の過程が成功か，否かを確認することである」[3]と述べている．

　アセスメントは「形成していくための評価」という意味がある「形成的評価（formative evaluation）」を指している．教育における形成的評価は，目標との関係から学習の進捗状況の情報をもとに教授・学習活動の改善を行うためのもので，学習者の表情や反応，発問への応答などから学習者の理解度を把握し，即座に授業計画を変更して補足説明をするなど，教授・学習活動の中で行われているものも含まれ，指導と一体になっている[4]．たとえば，毎回の授業の最後に行う小テストやミニレポートなど，学習の途中で学習者が自分の理解状況を把握することを必要に応じて助けるようなものも形成的評価の1つであり，比較的頻繁にフィードバックを行うことができる．

　一方，評価は「総括的評価（summative evaluation）」を指している．「総括的評価」とは，「総括的」という名前が表すように，一通りの流れが終わった後に，全体を通してどこが良かったか（悪かったか）をみるための評価である．これは，学習の結果，どれだけ目標が達成できたかを確認し，学習の成果として成績を判定したり，教員は自らの教育活動を見直したりすることができる[5]．たとえば，大学の講義の最終レポー

第7章

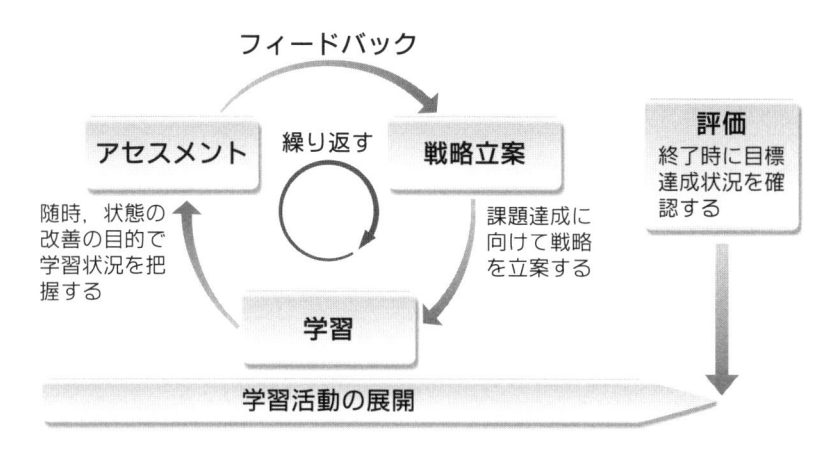

```
         フィードバック
アセスメント  繰り返す  戦略立案              評価
随時，状態の         課題達成に             終了時に目標
改善の目的で         向けて戦略             達成状況を確
学習状況を把         を立案する             認する
握する
            学習

          学習活動の展開
```

図1 アセスメントと評価の実施目的・時期の違い

トや学期末テストなどがこれにあたり，1つの単元や課程の終わりなど，過程すべてを見通したい時に行われる．

以上のように，アセスメントは今の状態をよりよくする目的で実施するもので，評価とは目的が異なることがわかる（図1）．そのため，それを実施する時期も異なり，実施する人も異なることがある．

2）リフレクションをアセスメントする意義

リフレクションのアセスメントは，学習者自身や指導者が，その時点で学習者のリフレクションのスキルの修得や，実践の質の向上につながったかを明らかにし，課題を達成するための方略を明らかにすることが目的である．そのため，学習者のその時のスキルの修得状況や成果を客観的に認識することができるという意義がある．

このリフレクションのスキルの修得状況を明らかにするというのは，振り返りの記述の中に実践の評価や分析内容が含まれているかを点検するだけでなく，その内容に踏み込んで，この実践の意図は何だったのか，この実践のどこがよくてどこがよくなかったのか，その根拠は何であるのかなど自分自身がどこまで認識することができているのかを客観的に確認し，課題を明らかにすることを指している．そのため，アセスメン

151

トを行うことで，より自分自身の傾向や，リフレクションのサイクルやスキルについての理解を深めることができ，よりよいリフレクションにつなげることができると考える．

さらに，自分が看護実践において大切にしている信念がどの程度達成できたのかが明らかになることで，目指す看護ややりがいが実感できる．また，自身の課題が明らかになることで，達成に向けた意欲の向上につながると考えられる．

看護師は高等教育の場においては，エビデンスに基づいた看護を重要視し，自然科学を基盤とした知識を中心に学ぶ．しかし看護実践では，その状況や文化，個人的な経験に基づく知識も重要となる．リフレクションのアセスメントによって，実践の中で活用できた知識には，自然科学の知識だけでなく，その状況に特定の知識が含まれていること，それらの知識が実践を左右していることを明らかにし，教育につなげることが可能となる．

さらに，Pajet[6]は，アセスメントを実施することが，より効果的なリフレクションを導く要因となり，実践についてのリフレクションがよりよいものになるという効果を明らかにしている．

リフレクションをアセスメントする意義

・リフレクション内容と課題を客観的に捉えなおす
・リフレクションのサイクルやスキルの習得状況の把握，理解の促進
・リフレクション学習への意欲の維持・向上
・看護実践で活用できる自然科学の知識，および状況・文化に特定の知識を明らかにし，教育に活用する
・よりよいリフレクションを導く

リフレクションは，「よい看護」がしたいという信念や，その状況に即した実践を意識することにより，看護師の思考を実際の実践とつなげ

る重要な役割をもっている．リフレクションをアセスメントするということは，自身の実践が「よい看護」に近づいているかどうかを確認することでもあると考える．

3）リフレクションのアセスメントにおける課題
① 実践経験や成果を表現し検討する時間的・精神的負担
　リフレクションをアセスメントすることについては，前述のような意義があり，リフレクションの学習を促進するためにも必要であると考える．しかし，アセスメントを行うにあたり考えなければならない課題もある．

　リフレクションのアセスメントは，看護実践の質向上との関係性や，その実践過程におけるリフレクションスキルの活用程度を明らかにする重要な活動である．それらを明らかにするには，学習者の経験の認知的，情緒的な側面を直視すること，そして，その経験をアセスメントの基準に照らして判断しなければならない．

　この実践経験や成果を表現し，リフレクションスキルの活用について検討する行為は，学習者にとっても，アセスメントを行う者にとっても時間的な負担と，経験を直視することによる精神的負担が生じる可能性がある．そして，経験したことが受け入れられない場合，その事実を描写することができない可能性がある．そのため，学習者自身が精神的な傷を負わないよう安心できる方法でアセスメントすることが不可欠となる．

② 実践経験が正直に記述・口述されないという懸念
　実践経験を表現する方法としては，記述，口述などがあるが，どちらも本人の認識に基づいて意図的に表現することが可能である．つまり，学習者が，アセスメントを行う者が求める内容を意図的に記述・口述することも可能ということである．

　さらに，Schutsが，アセスメントのために記述の提出を求められると，学習者は経験の直後に記述していた内容を読み返し，書き直すこと

も可能である[7]と指摘しているように，記述されたことがすべてではない可能性がある．意図的に編集された記述をアセスメントすることに意義があるのかという議論につながるため，ありのままを正直に記述できるための要件をどのように整えるのかということが課題として挙げられる．

　Ashordらは，公式な記述より非公式な記述のほうが意義ある内容であることを示唆している[8]．リフレクションを通して気づき，学ぶためには，非公式と公式の2つのバージョンをもつことや，初めはアセスメントする者の存在が必要でも，段階を追って自立してアセスメントし，課題達成に向けた戦略が自分で見出せるよう，教育計画の中に組み込むことも重要であると考える．

2 リフレクションのアセスメントの対象

1）リフレクションの過程と成果

　リフレクションは，質の高い看護実践を導くための実践的思考であり，実践の後で実践経験を通して学習する過程である．質の高い実践という言葉はよく使われるが，実践も質も抽象的な概念であり，実際にはその言葉が活用される文脈やそれを用いる人の考え方によってさまざまな解釈が可能である．

　質の保証は「構造」（病院の建物，医療機器，スタッフの種類や数など），「過程」（実際に行われた看護の内容），「成果」（実際に行われた看護の結果）という3つの側面を指標とするといわれている[9]．構造は同じでも，実践の中で個々の看護師が見て，感じて，考えて取った行動は異なり，それにより実践の結果が左右される．このことから，実践の質の向上につながったかをアセスメントするには，実践の中で行われるリフレクションの「過程」と，リフレクションを実践した「成果」の両方がアセスメントの対象となると考える．

① 過程のアセスメント

　過程のアセスメントにおいては，その学習の過程となるリフレクティブサイクルやリフレクションのスキルの定着，活用の程度を明らかにすることが重要である．5章で述べられているように，リフレクションには5つの必須スキルがある．それらが実践の中で，また実践後にどのように活用されたのかをアセスメントすることになる．

　たとえば，看護実践の責任を果たすためには，エビデンスに基づいた援助が行えたかどうかを明確にすることが必要である．そのため，リフレクションのスキルである批判的分析では，看護の専門的知識や過去の経験で学んだ実践知の活用がなされているかについても分析していく．つまり，実践した状況の理解や，その状況に有効な解決方法を導き出すために，どのような知識や実践知を活用したのか，活用した知識は妥当

であったのか，他に活用できる知識はなかったのかなどについて明らかになっているかどうかをアセスメントするということである．

② 成果のアセスメント

　リフレクションを行った成果については，2つのリフレクション，すなわち実践におけるリフレクションと，実践についてのリフレクションについて考える必要がある．

　まず，実践におけるリフレクションの成果であるが，これは，実践の中で行為をしながらよりよい実践を導くために問題の本質を見極め，解決方法を導いていく実践的思考である．そのため成果としては，状況に合った「よい実践」につながったのかが第一義的なものであると考える．

　「よい実践」については，対象者の置かれた状況や実践を行う看護師の経験や特性によっても異なる．小野ら[10]は，看護師の視点からみたよい看護実践を次の3つの柱で明らかにしている．①患者/看護師関係：患者を尊重し，看護の誇りをもちながら患者の側に立てる，②専門性の発揮：心を傾けながらも科学的な看護実践，③職場環境の中での看護実践：医師や同僚看護師とのチームの中で，チーム員と公平に業務を負担しながら協働し，しかも主体的に活動できる，という3つの柱である．このように「よい看護とは何か」について，実践者自身がどのように考え実践したのか，その達成についてアセスメントすることになる．

　次に，実践についてのリフレクションであるが，これは，実践の後で実践の意味づけ，学びを明らかにし，類似した状況でよりよい実践を導くための計画を明らかにする思考である．そのため，成果としては，リフレクションによってそれらが明らかになっているのかどうかがアセスメントの対象となる．筆者の研修では，事前にリフレクションのサイクルでアクションプランを明らかにすると説明を行うため，研修受講者のほとんどはなんらかの行動計画を記述している．しかし，確認をしなかったから，次は確認をするというような行動計画も多くみられる．その状況で確認ができなかったのはどのような理由からなのか，問題の本質が明らかになっていないと，有効な行動計画を導くことができない．

このことからもわかるように，ここでアセスメントしているのは，リフレクションという思考の活用の成果であり，実践そのものの良し悪しではないということである．

成果のアセスメントでは，看護は，社会の動きと連動していることから，実践をよりよいものにするためには，実践の状況や文脈という背景を理解し，その状況に適応した実践になっているかということも重要な視点である．これらの視点からアセスメントを行うことで，実践の中でもそれらを認識して実践することが可能となり，看護実践における批判的思考を向上させることにつながるのではないかと考える．

アセスメントするリフレクションの過程と成果

過程	・リフレクションスキルの活用・定着 ・知識の活用
成果	・よい看護実践の達成の有無・度合い ・実践経験を通した学び・気づき ・類似した状況下でのアクションプラン

2）リフレクションの深さと広がり

リフレクションは，思考である．思考は，観察や記憶によって頭の中に蓄えられた内容をさまざまなものと関連づけ，新しい関係や意味をつくり出す働きである．看護師が実践の中で観察したり，知識を記憶から再生したりする事象の数や種類は，個々によってさまざまである．それは，その人が認識した事象をどれくらいの広がりや深さで他の事象と関連づけ，意味を見出すのか，すなわち思考の広がりや深さに関連すると考える．

同じ患者の表情の観察1つを取ってみても，さまざまな捉え方がある．たとえば，①「何も思わなかった」，②「朝とは何か違うと思った」，

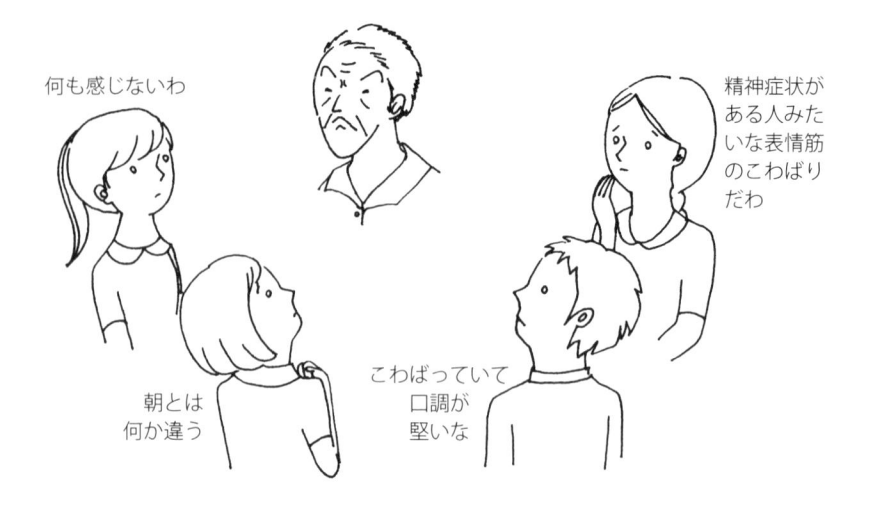

③「こわばっていて，口調が堅い」，④「精神症状がある人みたいな表情筋のこわばり，語尾が強く不自然」などである．

　看護師は，患者の表情を観察しながら，頭の中ではその人がもつ過去の経験や記憶した知識の中から，必要な記憶を取り出し，関連づけ，意味を見出しているのである．その想起した事象の多様性や関連づけの様相によってこれらの違いが生じるのだと考える．④では，この患者の表情を適切な表現で描写するということに加え，精神症状がある人の特徴（表情や口調）を想起し，目の前の人のそれと照合し，類似していると意味づけるという思考がみられる．明らかに①より，さまざまな事象と関連づけており，関連づけ，想起，照合，比較，分類するというように思考は広く，深いと判断できるであろう．

　このように思考であるリフレクションのアセスメントにおいては，リフレクションの過程や成果という側面だけでなく，関連づける事象の広がりや関連づけの深さの程度も捉えることで，思考の特徴が明らかになると考える．

3 リフレクションのアセスメント指標

1）海外のリフレクションのアセスメント指標

　Goodman[11]とMezirow[12]はリフレクションにはレベルがあると主張しており，公式のアセスメント指標があれば，学習者個々の実践についてのリフレクションのレベル（深さ）を明らかにすることができると述べている．

　海外では，リフレクションのアセスメント指標についていくつかのモデルが紹介されている（表1）．

　Boudのモデル[13]では，「1．経験の想起」，「2．感情表現」，「3．関連づけ」，「4．統合」，「5．検証」，「6．新しい知識の創造」の6段階であり，Wong[14]も，「1．感情への気づき」，「2．関連づけ」，「3．統合」，「4．検証」，「5．新しい知識の創造」，「6．リフレクションの成果」のように6段階としている．

　また，Findlay[15]は，学生のリフレクティブな記述を用いたアセスメントの枠組み，NRATを示した．NRATは，「Non Reflector（ノンリフレクター）」「Reflector（リフレクター）」「Critical Reflector（クリティカルリフレクター）」の3つからなる．「ノンリフレクター」は説明する記録のみであるもの，「リフレクター」はそのできごとや反応をどのように感じたか，できごとや知識は以前の経験とどのように異なっているか，興奮するような実践とつなぐ新しい知識の価値に気づいているか，新しい知識を理解しているか，について記述があるもの，「クリティカルリフレクター」は今後の態度にどのように影響するのか，今後の実践にどのように影響するのかについて記述しているものとしている．

　3つのモデルを比較すると，Boudは，起こったできごとを想起することからリフレクションとしているが，他2つのモデルでは，起こったできごとだけでなく，感情の気づきなど，他の事象との関連づけが行われている思考からリフレクションとしている．そして，レベル6についても，新しい知識の創造，リフレクションの成果というように違い

表1 3つのモデルにおけるリフレクションのレベルとその関係

Boud	Wong	NRAT	
1. 経験の想起	根拠のないリフレクション	Non Reflector	説明する記録のみである
2. 感情表現	1. 感情の気づき	Reflector	できごとや反応をどのように感じたか，できごとや知識は以前の経験とどのように異なっているか，エキサイティングな実践とつなぐ，新しい知識の価値に気づいているか，新しい知識を理解しているか，について記述があるもの
3. 関連づけ	2. 関連づけ		
4. 統合	3. 統合		
5. 検証	4. 検証		
6. 新しい知識の創造	5. 新しい知識の創造	Critical Reflector	今後の態度や実践にどのように影響するのかについても記述があるもの
	6. リフレクションの成果		

がみられている．しかし，どのモデルもリフレクションの必須のスキル（102ページ参照）を含んだ過程，および今後の実践に活用できる学びのある成果を含んでおり，アセスメントの対象は共通している．そして，そのレベルの表現も類似していることから，思考のレベルとして捉える視点は共通していることがわかる．

イギリス，オーストラリアなどのように看護基礎教育のカリキュラムにリフレクションが組み込まれていれば，「統合」や「検証」はよい指標となるであろうが，日本においては，看護基礎教育の段階からリフレクションとして学んできておらず馴染みがないため，「統合」，「検証」という指標のみでアセスメントが行える段階にはないであろう．基礎教育から継続教育にいたるまで共通して活用でき，学習による変化が見えやすい指標の開発が必要であると考える．また，リフレクションは文化の影響を受けるといわれていることから，日本の臨床看護師が容易に活用できる，日本の文化にあったツールが必要であると考える．そこで筆者らは，独自のアセスメントツールの作成に取り組んでいる．

2）日本のリフレクションのアセスメント指標

筆者ら[16, 17]が開発しているリフレクティブジャーナル（125ページ参照）のアセスメント指標を紹介する．このアセスメント指標（164ページ，表4）は，日本の臨床看護師のリフレクション思考の要素とそのレベルを明らかにし，開発したものである．研究方法については表2を参照されたい．

表2 リフレクティブジャーナルのアセスメント指標開発研究計画

研究目的：日本の臨床看護師のリフレクションの構成概念を明らかにし，リフレクティブジャーナルアセスメント票の原案を作成する．
研究対象：経験3〜10年の看護師による看護実践経験のリフレクティブジャーナルのうち，分析対象とすることに同意の得られた41編
研究方法
構成概念の抽出
（1）データ収集方法
リフレクション研修を受講する際の事前課題として記述したリフレクティブジャーナルのうち，同意が得られた41編を対象とした．
（2）分析方法
①リフレクションの教育・研究に取り組んでいる3名の研究者がそれぞれ熟読し，先行研究を参考[9]にノンリフレクター，リフレクター，クリティカルリフレクターの3つに分類する．
②それぞれの研究者が分類したものを照合し，各ケースについての同意者数を同意者数と同意しなかった者の数の和で割る[10]．その割合が7割を超えるまで検討する．
③先行文献でリフレクターに分類されたリフレクティブジャーナルの記述内容を内容ごとにコード化，およびカテゴリー化し，リフレクティブな思考の構成要素を抽出する．
（3）質問項目の作成
①構成要素に基づき質問項目を作成した．
②先行文献において，クリティカルリフレクターに該当する事例の記述内容を内容ごとにコード化，カテゴリー化し，③の項目に含まれていないものを質問項目に追加する．
（4）質問項目の配置と尺度化
（5）質問項目の表現の適切性の検討と修正
3．倫理的配慮：
看護実践経験に基づいた記述したリフレクティブジャーナルの使用について，所属組織と記述者個人の同意を得て実施した．そして，個人および所属組織が推定できる内容が含まれていないことを確認した．

この研究では，先行研究で日本の臨床看護師が記述したリフレクティブジャーナルのうち，本研究の分析対象とすることに同意が得られた41編のジャーナルをNRATで分類し，リフレクターに分類されたジャーナルについて記述内容の質的分析を行った．そこから抽出されたリフレクション思考の要素は，3つのカテゴリー【場面における状況の描写】【思考の認識と分析の描写】【新たな気づきの描写】，および9つのサブカテゴリー「場面の概要の描写」「対象者の状況・言動の描写」「場面における私の状況・言動の描写」「場面における私の感情と理由の描写」「場面における私の判断の描写」「私の思考と判断との関係の描写」「援助が対象者に与えた影響の描写」「今後活用したい気づきの描写」「明らかになった目標や行動計画の描写」であった．

　さらに，この分析対象の41編にはクリティカルリフレクターに該当する記述がなかったため，分析対象以外からクリティカルリフレクターに該当するジャーナルの内容を内容ごとにコード化し，その中からクリティカルリフレクターにのみ含まれている要素5つを抽出した．その要素は「私の思考の特徴が組織に与えた影響の描写」「知識に基づいた分析の描写」「新たな知識につながる気づきの描写」「課題達成の方法の描写」「実践に向けた学習内容の描写」であり，その内容から前者2つは【思考の認識と分析の描写】，後者3つは【新たな気づきの描写】に位置づけた．したがって，リフレクション思考の要素は3カテゴリー，14サブカテゴリーとなった（表3）．

　この3つのカテゴリーと14のサブカテゴリーに基づき，問う内容を整理し，表現を修正し作成したのが，「臨床看護師のリフレクティブジャーナルのアセスメント指標Ver.1」（表4）である．このアセスメント指標は3つの分類，9の項目，30の下位項目からなっており，分類が元のカテゴリーに，項目が元のサブカテゴリーに対応している．14あったサブカテゴリーから項目数が減っているのは，内容の整理により，元の「知識に基づいた分析」は元の「私の思考と判断との関係」に含まれるなどとしたためである．

表3 リフレクティブな思考の構成要素

カテゴリー	サブカテゴリー
場面における状況の描写	場面の概要の描写
	対象者の状況・言動の描写
	場面における私の状況・言動の描写
	場面における私の感情と理由の描写
思考の認識と分析の描写	場面における私の判断の描写
	私の思考と判断との関係の描写
	援助が対象者に与えた影響の描写
	私の思考の特徴が組織に与えた影響の描写
	知識に基づいた分析の描写
新たな気づきの描写	今後活用したい気づきの描写
	新たな知識につながる気づきの描写
	明らかになった目標や行動計画の描写
	課題達成の方法の描写
	実践に向けた学習内容の描写

※斜体はクリティカルリフレクターから追加した要素

　このアセスメント指標の各項目を，29ページで述べたGibbs[18]のリフレクティブサイクルのどこにあたるか考えてみると，「どのような場面であったのか」「その時患者はどういう状態にあったのか」「その時私はどのような状態で関わっていたのか」は何が起こったかの描写に該当し，「その関わりの中でどのような感情があったのか」は感情の表現，「その関わりの中でどのような判断を行ったのか」「その経験がどのような影響を与えたのか」「結果にどのような影響を与えたのか」は評価・

表4 臨床看護師のリフレクティブジャーナルのアセスメント指標 Ver.1

分類	項目		下位項目	全くあてはまらない	あまりあてはまらない	少しあてはまる	とてもあてはまる
I 状況の描写	1. どのような場面であったのか	1	取り上げた場面がいつどこで起こったのか記述している	1	2	3	4
		2	私、患者を取り巻く状況を記述している	1	2	3	4
	2. その時患者はどういう状態にあったのか	1	患者の基本的な事実(性別、年齢等)を記述している	1	2	3	4
		2	患者の病状に関する事実を記述している	1	2	3	4
		3	その時の患者の言動を記述している	1	2	3	4
	3. その時私はどのような状態で関わっていたのか	1	その状況に関連した過去の経験を記述している	1	2	3	4
		2	その状況に関連する知識を記述している	1	2	3	4
		3	その時の私の言動を記述している	1	2	3	4
		4	私の言動の理由や目的を記述している	1	2	3	4
	4. その関わりの中でどのような感情があったのか	1	私の感情(思い)を記述している	1	2	3	4
		2	私がなぜそのような感情を抱いたのかを記述している	1	2	3	4
II 評価/推論/分析の描写	1. その関わりの中でどのような判断を行ったのか	1	患者の状態についてどのような判断をしたのかを記述している	1	2	3	4
		2	患者に必要な援助についてどのような判断をしたのかを記述している	1	2	3	4
		3	その時の援助が患者に与える影響についてどのように判断したのかを記述している	1	2	3	4
		4	関わった人の行動や状況についての分析を記述している	1	2	3	4
	2. その経験がどのような影響を与えたのか	1	この経験が看護職である私にどんな影響を与えているのかを記述している	1	2	3	4
		2	この経験が患者(家族・重要他者)にどんな影響を与えているのかを記述している	1	2	3	4
		3	この経験が組織にどんな影響を与えているのかを記述している	1	2	3	4
	3. 結果にどのような影響を与えたのか	1	私の(性格や考え方の)特性が結果に与えた影響について記述している	1	2	3	4
		2	活用した知識やスキルの妥当性について記述している	1	2	3	4
		3	他に活用できる知識やスキルについて記述している	1	2	3	4
III 発見/課題/学びの描写	1. どのようなことに気づき/意味づけができたのか	1	自己の(考え方の特徴や)傾向についての気づきを記述している	1	2	3	4
		2	この経験の意味づけを記述している	1	2	3	4
		3	看護についての新たな気づきを記述している	1	2	3	4
		4	看護についての新たな知識につながる気づきを記述している	1	2	3	4
		5	次回はもっと良い関わりができそうだという気持ち(意識)の変化を記述している	1	2	3	4
	2. どのような課題が明らかになったのか	1	自分に必要な学習課題を記述している	1	2	3	4
		2	学習課題を達成するために必要な行動目標を記述している	1	2	3	4
		3	行動目標を達成するための方法を具体的に記述している	1	2	3	4
		4	次の実践への準備として学習した内容を記述している	1	2	3	4

第 7 章

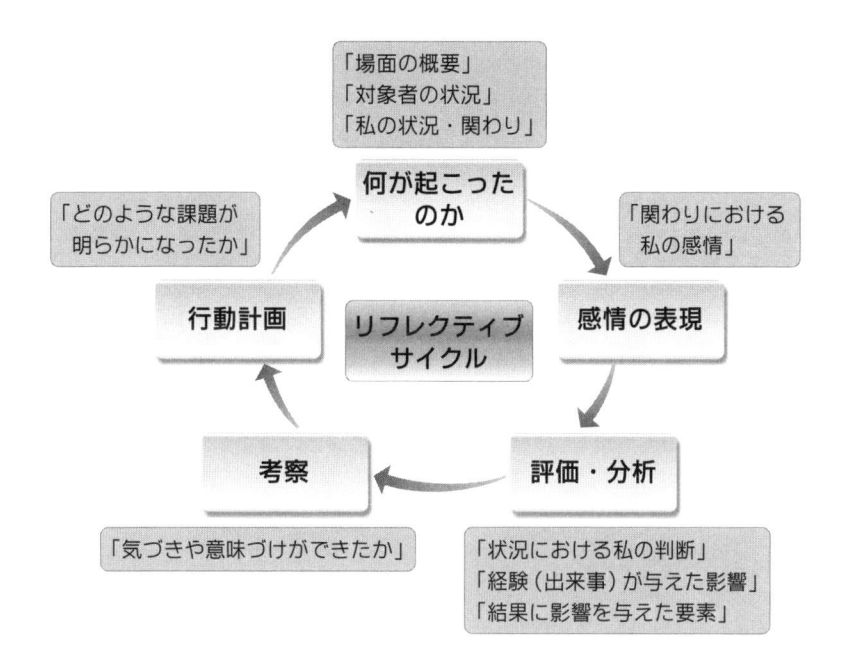

図2 アセスメント項目とリフレクティブサイクルとの対応

分析,「どのようなことに気づき/意味づけができたのか」は考察,「どのような課題が明らかになったのか」は行動計画の部分に該当している (図2). すなわち, Gibbsのリフレクティブサイクルのすべての過程をアセスメントできることが確認できた.

日本の臨床看護師のリフレクティブジャーナルの分析から抽出された要素はNRATの分類でいうリフレクターのものだけであったが, クリティカルリフレクターの記述から抽出した要素を追加したことで, 指標に思考の広がりや深さに幅をもたせることが可能となった. また, 言動の捉え方1つを取ってみても, 実践者である私, 対象者である患者, 家族, 同僚という視点の広がりや,「この経験が患者(家族・重要他者)にどんな影響を与えているのか」「この経験が組織にどんな影響を与えているのか」のように, 影響を与えた対象の広がりがアセスメントできる設問とした.

問題の本質を明らかにするには，より多角的視野から現象を分析することが求められるため，思考の広がり，すなわち視野の広がりについてアセスメントすることも，リフレクション学習の現状と課題を明らかにする視点として重要であると考える．また，以上のことから，日本の臨床看護師のリフレクション思考を包括的に捉え，その特徴と合致した質問項目の作成が可能になったと考える．

　このアセスメント指標 Ver.1 は，信頼性・妥当性の検証を終えている．しかし，その後，海外視察により 1 項目を追加したため，現在は Ver.2 で再度信頼性・妥当性の検証を実施しているところである．検証後，広く活用できるものにしたいと考えている．また，今後さらに活用しやすい尺度へと開発を続けていく所存である．

4　アセスメント指標を用いたリフレクションの実際

　筆者は，複数回で計画されたリフレクション研修においては，その中でアセスメントも取り入れている．リフレクション研修の計画とアセスメントの位置づけについては図3に示している．

　研修参加者には，自らの気がかりな実践経験を1例振り返り，その内容を記述するという事前課題を出している．

　研修では，まずリフレクションの定義，リフレクションのモデル，必須スキルについて講義を行う．必須スキルについても，概念のみの説明ではイメージがつきにくいため，実際に看護師が記述したリフレクションの事例を提示し，たとえばこのような記述になるというものを説明し，

参加者 経験の記述を持参
- リフレクションの定義の理解
- リフレクション学習のためのGibbsのモデルを理解
- リフレクション学習に必須の5つのスキルを理解

リフレクティブ記述の典型事例と照合し「メイク・センス」

アセスメント尺度 原案の説明

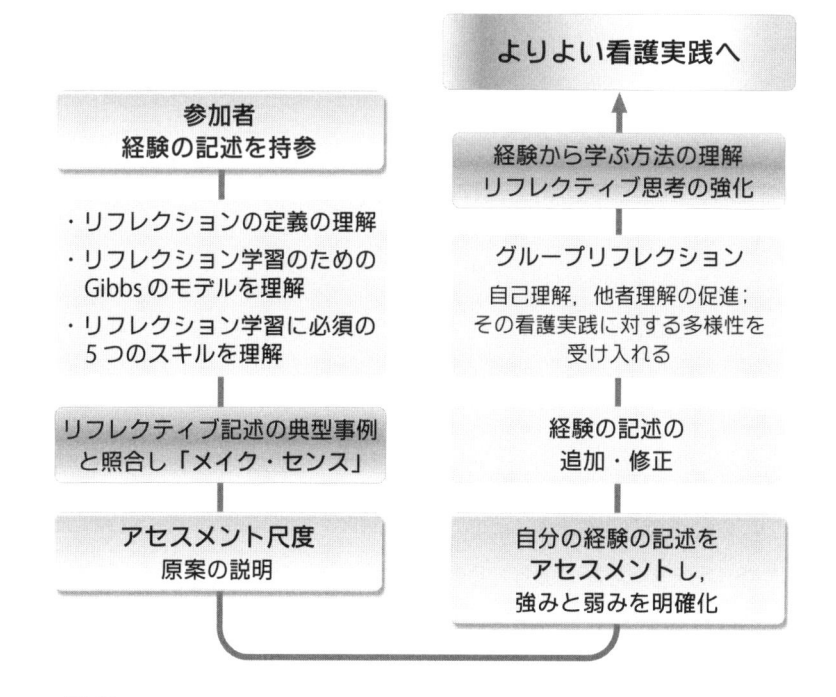

自分の経験の記述をアセスメントし，強みと弱みを明確化

経験の記述の追加・修正

グループリフレクション
自己理解，他者理解の促進；その看護実践に対する多様性を受け入れる

経験から学ぶ方法の理解 リフレクティブ思考の強化

よりよい看護実践へ

図3　研修過程におけるアセスメントの位置づけ

イメージ化にいたるように努めている．そのうえで，筆者らが開発しているアセスメント指標の説明を行い，各自が事前課題として記述してきたリフレクションの内容を読み返し，アセスメントに挑戦している．

アセスメントで不足している部分について，すぐに色を変えて追加し，今度はグループのメンバーと共にリフレクション内容を検討し，さらに新たな分析の視点や活用できたかもしれない知識など気づいたことや新たに見出せた意味づけについて追加していく．

これらの一連のプロセスについて，グループで振り返り，リフレクション学習の意義や課題，個々人が記述したリフレクションを通しての課題を再度確認して，研修を終了する．

これらの演習を含めた研修では，グランドルールとしていくつかのことを決めて説明し，自分の記憶や思いに向き合い，そこから学ぶことが重要であるというメッセージを送っている．そのことで，グループディスカッションにおいても評価的な発言はなく，正直に自分の考えていたことや否定的な感情についても発言しやすい雰囲気づくりにつながっている．

グランドルール（一例）
・ねらいは実践の評価ではなく，経験を通して相互に学びあうことである．
・その事例で求められていたよい看護とは何か，よい看護にいたった／いたらなかった問題の本質は何か，よい実践にするために必要なことが何かを明らかにしよう．
・異なる考えに触れることが今後の選択肢を増やすので，意見の対立をおそれず，さまざまな視点から考え発言しよう．
・話し合いの内容は他では話さないというルールとする．それ以外にも思いを話しやすくするルールを提案し，実践してみよう．

実際にこのアセスメント指標を活用している施設がある．そこでは，新人看護師，および部署の教育指導を担当する看護師が共にリフレクション研修を受けているが，研修でリフレクティブジャーナルを記述するのは初めての人が多いため，その活用方法を工夫している．

　新人看護師の場合，リフレクションについての研修を実施し，その中でリフレクションのアセスメントについての考え方とアセスメント指標の活用方法についても説明している．そして，研修の中で各自アセスメントを行い，記述が十分でなかったとアセスメントした部分について追加のリフレクションを行う時間をとっている．1年間は教育計画の一環として年に数回，リフレクティブジャーナルを記述し，その内容について自分でアセスメントをし，さらに指導者もジャーナルを読み客観的にアセスメントを実施している．新人看護師が行ったアセスメントと指導者のアセスメントの結果を持ち寄り，主に異なる部分について意見交換をして，両者が納得できるまで話し合いを行っている．

　このように，アセスメントを通して対話することは，新人看護師にとって，指導者がどのような視点から状況を捉えているのかを学ぶよい機会となっている．そして，新人看護師は自分自身の課題を明らかにすることができ，指導者も新人看護師の理解がどこまで深くなってきているのかを知ることができる．また，新人看護師の記述内容には，納得がいく実践ができなかったという否定的な側面の記述が多い傾向にあるが，指導者と肯定的な部分についても検討することで，自分のよい面に気づくことができ，次の実践ではその課題を達成しようという肯定的なパワーを得ることができる．

▶文献

1) Newell R : Reflection : art, science or pseudo-science. Nurse Educ Today 14 (2) : 79-81, 1994
2) アセスメント．大辞林，三省堂
http://www.weblio.jp/content/%E3%82%A2%E3%82%BB%E3%82%B9%E3%83%A1%E3%83%B3%E3%83%88（2014年9月29日検索）

3) Burnard P：The journal as an assessment tool in nurse education. Nurse Educ Today 8（2）：105-107, 1988
4) 佐々木幾美：教育評価の考え方．看護学教育（グレッグ美鈴, 池西悦子編), p.207, 南江堂, 2009
5) 前掲書4）
6) Pajet T：Reflective practice and clinical outcomes：practitioners' views on how reflective practice has influenced their clinical practice. J Clin Nurs 10（2）：204-214, 2001
7) Schuts S：Assessing and evaluating reflection. Reflective Practice in Nursing, 5th ed（Bulman C, Schuts S eds.）, p.206, WiLEEY-BLACKWELL, 2013
8) Ashford D, Blake D, Knott C et al：Changing conceptions of reflective practice in social work, health and education：an institutional case study. J Interprof Care 12（1）：7-19, 1998
9) 福井次矢：EBMからPDCAサイクルへ．日本内科学会雑誌101（12）：3365-3367, 2012
10) 小野美喜, 小西恵美子：臨床看護師が認識するよい看護師の記述―若手看護師の視点．日本看護教育学会誌18（3）：25-34, 2009
11) Goodman J：Reflection and teacher education：a case study and theoretical analysis. Interchange 15（3）：9-26, 1984
12) Mezirow J：Transformative Dimensions of the Adult Learning, Jossey-Bass, 1991
13) Boud D, Keogh R and Walker D：Reflection：Turning Experience into Learning, Kogan Page, 1985
14) Wong F, Kember D, Chung L and Yan L：Assessing the level of student reflection from reflective journals. J Adv Nurs 22（1）：48-57, 1995
15) Findlay N, Dempsey S & Warren-Forward HM：Development of the Newcastle Reflective Analysis Tool, Focus on Health Professional Education. A Multidisciplinary Journal 11（1）：32-40, 2009
16) 池西悦子, 田村由美, 津田紀子：臨床看護師を対象としたリフレクションアセスメント指標の開発―構成概念の抽出と指標案の作成．日本看護学教育学会誌第22回学術集会講演集：289, 2012
17) 池西悦子, 田村由美, 津田紀子, 山下哲平：臨床看護師を対象としたリフレクション思考アセスメント尺度の開発―尺度項目の信頼性, 妥当性の検証．日本看護科学学会第33回学術集会講演集：312, 2013
18) Gibbs G：Learning by Doing：A guide to teaching and learning methods. Further Education Unit, Oxford Polytechnic, now Oxford Brookes University, 1988

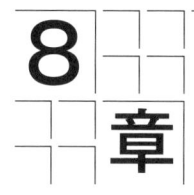

8章 看護におけるリフレクションの研究と課題

　本章では，国内外の看護におけるリフレクションの研究の動向と今後の展望を概観するが，その前に，本書全体に流れるリフレクションは，Dewey[1]とSchön[2,3]のリフレクティブ実践の概念を基盤としていることを再度明確にしておく．

　Deweyが提唱したリフレクションは，合理的な知的活動だけではなく，感情をも含む全人的活動でありリフレクティブである人の特徴として，オープンマインドである，責任感や一意専心（1つのことに心を集中すること）があるとしている．また，Schönは，専門職の日々の実践はユニークで複雑な状況に直面しており，そういった状況の中で最善の行動を決定して実践していくには直線的な思考のアプローチだけでは不十分だとして，リフレクション思考の重要性を強調し，専門職の教育にリフレクション学習を組み込むことを推奨した[4]．

　以上のDeweyとSchönの考えを基盤に，筆者らのいうリフレクションは，看護教育における教授-学習のプロセスに密接に関連する学習ツールの1つと位置づけている．そこで本章では，私たち看護教員や看護実践の現場で教育的立場にある臨床指導者の関心がどこのあるかを考えてリフレクションに関する文献をみていく．1つは，リフレクションを推奨するにあたって看護教員・臨床指導者の責任とリスクは何かということである．2つ目は，看護教育（基礎教育，現任教育）の中でリフレクションを推奨するために必要な条件は何かである．3つ目は，リフレクションがどのように学生や臨床看護師の学習成果に影響するかである．とくに3つ目は，学生や臨床看護師のリフレクションをする力や，どのようにリフレクションが彼らの看護実践の中で現れるのかに関連する．

1 海外のリフレクション研究の動向

　日本でのリフレクション研究の動向を概観する前に，海外の看護教育におけるリフレクション研究の動向について，Ruth-Sahd[5]のレビュー論文から示唆を得ることにする．Ruth-Sahd は，2002 年に過去 10 年間のリフレクションの論文を CINAHL, Dissertation Abstracts International, ERIC, PsycINFO のデータベースを使って，"reflection" "reflective practice" "reflexivity" "reflective learning" のキーワードで検索し，56 の論文，23 の博士学位論文，10 冊の著書を検出し，批判的分析の対象として，20 の論文，12 の博士学位論文，6 冊の著書を選択した．Ruth-Sahd の論文の中心であるこれら文献の分析から導き出した共通の主題は以下の 8 つであった．

- 看護学の授業の中でリフレクションのプロセスを成功させるために必要な条件：個人の特性，環境，これまでの合理主義の教育経験の影響，授業という大勢の中での学生間のリフレクションに対するコミットメントの温度差など．
- 継続している過程としてのリフレクション：リフレクションをするトリガー（きっかけ）となる特別なできごとや不快な感情によって始まり，進む．
- 時間と価値に関する事柄：リフレクションをする価値づけとその時間の確保
- リフレクションを促進するうえでの教員の教授方法と責任：ジャーナル記述や対話，ポートフォリオなどが主たるリフレクション促進の教授方法である．教授学習過程で教員と学生はリフレクションを促進するパートナーの関係であることが重要である．
- リフレクションのレベルとそれがどのように学習に影響するか：リフレクション学習の深化のレベルに関する論文から，リフレクションのプロセスの深化のフェーズ（学習者の発達・成長の段階）の観点を考慮することが重要である．（第 7 章，157 ページを参照）

- リフレクションに影響する要素：情緒・感情・直感は重要な要素であり，また，批判的思考がリフレクションの分析の結果としての行動につながる核となる要素である．看護教育の中で，前者は放置されることが多い．
- パワーに関連する事柄：学生と教員の関係性について多くが権威主義的な関係の危険性を指摘している．
- 新人看護師や看護教員のリフレクションに関連する事柄：新人看護師や看護教員の場合，リフレクションは浅い．リフレクションするより仕事に慣れるためにより多くの時間が使われる．

これらのレビューの結果，今後のリフレクション研究の課題として，
- リフレクションを促進する場合に倫理的課題をどう取り扱うか
- 無意識に学ぶことがあることへの関心が低いので，無意識の知（暗黙知）の役割とそれにリフレクションプロセスはどう影響しているか
- 成人学習者の発達段階とリフレクションプロセスとの関係
- 学習者の過去の経験が看護学生や看護師のリフレクションの深さとどう関連しているか

などの研究が必要であると指摘している[6]．
　一方，この論文で取り上げた文献で使用されている研究方法は，グラウンデッド・セオリー，アクションリサーチ，ケーススタディなどの質的研究方法が主で，量的研究は全体の約6%，mixed methodology（質的と量的の混合研究）は6%であった．このように質的研究方法が多いのは，リフレクションプロセスは思考のプロセスなので，実践の中でどのように思考しているかは定量的に図ることは難しいからである．
　リフレクションの本質からも，リフレクション思考が技術的合理性に相対するものとして捉えられているため，量的な研究方法で捉えにくいと考える．しかしながら，看護教育の中でリフレクション研究の目的はリフレクション思考そのものを明らかにすることだけではない．その意味で，どのような研究の問いを立てるかによって研究方法を選択していくことに変わりはない．

2 日本におけるリフレクション研究の動向

1）筆者らの看護におけるリフレクションに関する研究の軌跡

　筆者らは，看護におけるリフレクションについて，自らの経験を通して直感的に価値づけ，意味づけを行った．そのため，いわゆる科学的な研究手法で看護実践のリフレクション研究を行ったというよりは，リフレクション思考が看護師にとっていかに重要であるかを，海外の文献を通して整理し情報発信をしてきた．その一方で，看護基礎教育の中で，学生の臨地実習での経験を意味づけ，その経験から何を学び，何が看護というきわめて実践的な科学を学ぶうえで課題になるのか学生自身が自覚し，主体的な学びをして行けるように，リフレクション学習を取り入れて実践し報告してきた[7, 8]．

　これら実践報告とともに，リフレクティブジャーナル導入の効果をリフレクティブなスキルの活用の有無やリフレクティブジャーナルの導入時期による活用状況で検討した小研究を報告した[9, 10]．また，看護技術演習科目へのリフレクションを含む新たな教授学習方法の導入を報告した[11]．いずれも，筆者らが在任していた大学での取り組みであり，その後，雑誌『看護研究』の特集「理論・研究・実践を総合するリフレクション」（2008年5月号）で，「看護基礎教育におけるリフレクションの実践」と題して取り組みを総括した[12]．そこで重要課題として残ったことは，学生のリフレクションのレベルをどうアセスメントするか，学生のリフレクションのレベルを演習や実習科目の評価にどう反映させるかであった．

　このことはその後も研究課題として残っており，本書第7章は，継続しているリフレクションのアセスメントに関する現時点での論考である．筆者らは，リフレクションは学生のみならず，それ以上に臨床看護師にとって重要であるという考えを前提に，臨床看護師のリフレクション思考の深さをリフレクティブジャーナル（経験の記述）によって自覚的にアセスメントするための指標を開発した（詳細は第7章参照）．一

定の有用性は検証しているが，現在も開発の途中である．この指標が活用可能になれば，看護師長をはじめとする看護管理者が現場の看護実践力を高める，看護の質を高めるための重要な役割を担うことから，看護管理者がリフレクションを促進することと職場の学習環境との関連についてさらに研究を進める予定である．

2）リフレクション研究の文献レビュー

　日本におけるリフレクション研究の文献レビューは現在2つある．1つは，2008年の藤井らの論文であり[13]，もう1つは2010年の上田らの論文である[14]．

　藤井らは，文献レビューの目的を「日本におけるリフレクション研究の動向を概観すること」とし，「リフレクション」「看護」をキーワードにし，加えて，「内省」「省察」「看護教育」「現任教育」「卒後教育」「学生」「教員」「看護師」「臨床看護師」をさらに掛け合わせてWeb版医学中央雑誌Ver.4で，1983～2007年までの文献を検索している．藤井らは原著論文に加えて，会議録も対象としており，合計67編の論文が検討対象となっている．

　一方，上田らは，文献レビューの目的は，「リフレクションに関する文献を対象として，リフレクションの内容とリフレクションによる看護職者自身の内面変化，リフレクションによって期待される看護実践への効果を検討すること，それによって看護領域におけるリフレクション研究に関する取り組むべき課題を明らかにすること」[15]である．検索データベースは同じWeb版医学中央雑誌Ver.4で，キーワードを「看護」「リフレクション」に「内省」「省察」「反省」を加えて，1983～2010年までの原著論文のみで，分析対象は17文献である．藤井らの文献レビューの検索期間を含んでいるが，原著論文のみのため数は少ない．

① 藤井らの文献レビュー

　看護におけるリフレクション研究の動向を概観する意味で，藤井らは「日本では，2000年の初めに田村らがオックスフォード・ブルックス

大学における教授方法実践例を報告したのをはじめとして，リフレクションを活用した教授方法や実践例が報告され始め，2003年頃から看護教育の中にリフレクションが浸透し始めるようになった」[16]と述べている．前述した筆者らの論文はこの中に多く含まれている．そして，「2006年頃から看護教師を対象としたリフレクションの研究報告がみられるようになった」[17]と述べ，研究の動向を研究対象によって分類している．

看護学生を研究対象にした論文の内容は，学生がリフレクションするために取り上げた経験はどのような看護実践か，Burnsらが指摘しているリフレクションに必要なスキルのどれが活用されているかが主であった．

保健師・助産師・看護師といった臨床看護師を対象とした研究は，①看護実践力の向上に必要なスキルに関する研究，②自己理解・他者理解に関する研究，③自己成長に関する研究，④看護職の専門性に関する研究の4つに分類されている．文献検索を行う際に，キーワードとして「リフレクション」「反省的実践」「省察的実践」としたので，これらの文献がヒットしたが，内容を見る限り，リフレクションをどのような意味で用いているかについて言及されておらず，原著者らの多くは，体験を振り返って語ったり，記述したりすることそのものをリフレクションと捉えているようだ．

看護教員や臨床指導者，ファシリテーターを対象にした研究では，授業研究で用いられるカード法によるリフレクション手法を用いて授業実践や臨床指導の実践を分析した研究が目立った[18]．カード法とは，簡単に言えば，看護教員として成長するために，自分の授業や実習指導を振り返りカードを用いて記述した内容を分析して経験からの学びを明らかにする方法で，教育学の中で開発され，看護教員のリフレクションの方法に応用されている．

つまり，これらの研究論文からは，日本の看護教育界の中におけるリフレクションの捉え方は，海外と比べて異質であるということがいえる．先のRuth-Sahdの論文でも指摘されていたが，リフレクション研

究の動向を探るとき，リフレクションの概念の意味を吟味しておくことが重要である．

研究方法に関しては，経験の記述を質的に分析した報告が多い．

また，藤井らは，日本におけるリフレクションに関する研究の動向のまとめとして，多くがリフレクションの活用の成果を実践報告的に述べているが，効果的なリフレクションの教授学習方法の開発にはいたっていないと指摘している．そして，研究対象が学生や臨床看護師であり，臨床指導者を対象にした報告が少ないことは，看護教育における臨地実習の重要性からみて，今後の課題となることを示唆している．

② 上田らの文献レビュー

次に，上田らの文献レビューを検討する．上田らは論文の「はじめに」で，看護職者がリフレクションをする意義やリフレクション能力の向上に向けた教育の必要性を肯定する立場をとり，先の藤井らの文献検討を引いて，「実践現場でのリフレクション研究の広がりは小さいので，今後取り組むべき課題を明確にする必要がある」[19]と述べている．

上田らの文献検討では，まず対象の 17 文献を，研究の目的と調査方法・内容で概観している．研究の目的は，「看護実践の意味づけや，実践時の看護者の感情の理解と態度の意味づけ」，「看護者の認識の変化，内面変化を明らかにすること」，「リフレクションの機会の有用性を検討すること」などであった．研究における調査方法と内容は，実践の中で印象に残るもしくはいつもと違う看護実践の内容や状況，その看護実践時の思いや考え，感情に関するものであった．ここで，上田らのいう調査方法・内容は，リフレクションしようとする自分の看護実践の選択についてであり，研究方法をさすものではない．以上の概観による分析は，藤井らのリフレクション研究の動向を概観した検討結果と類似している．

次に上田らは，リフレクションを促す方法として，研究論文では，一人で実施する方法，他者との 1 対 1 によるかかわりで実施する方法，複数の人が一堂に会して実施する方法に分かれると述べている．その時

の手段は，自分の看護実践を記述したものを媒介にしたり，それぞれが印象に残る実践を対話する形だったりが主であった．

さらに上田らによると，リフレクションによって生じた看護職者自身の内面的変化を扱った研究は，リフレクションによって，自己成長・自己実現した，患者の理解や認識の深まりがあった，看護実践に自信がもてた，看護のやりがいやケアの糧となった，新たな気づきがあった，看護への意欲や患者への関心が高まった，学ぶ楽しさや感謝の気持ちがわいたなど，リフレクションすることの自己成長を明らかにする研究であった．また，リフレクションによって期待される看護実践への効果としては，支援方法や解決策を見出す，積極的な看護実践につなげる，患者や同僚との関係を強める・構築する，臨床能力の向上，看護職者どうしの連帯感の高まり，有用な事例検討ができるなどが挙げられていた．そして，文献検討の結果，今後の研究課題として，以下の事柄が考察されている：

①看護実践の状況や場面の詳細な語りの引き出しと，そこからの学びの実証的研究
②リフレクションを促す職場の雰囲気や環境の醸成に関する研究
③リフレクションが相互主観的，相互作用であることの探求
④リフレクションによって生じた内面変化や患者理解，認識の深まりに関する研究
⑤リフレクションを促す関係性の構築に関する研究

しかし，この文献検討でも，対象となった 17 の研究がどのような研究方法で行われたのかについては吟味されていない．つまり，リフレクション研究に用いられる研究方法について具体的検討はされていない．そこで，研究方法を明確にしたリフレクションに関する研究報告をいくつか検討する．

3）アクションリサーチを用いたリフレクションの研究

　武口は,「リフレクションによる中堅看護師の自立の芽生えに関する実践的検討」[20]と題して, アクションリサーチを研究方法として用いている.

　この研究の目的は, リフレクションによって生じる中堅看護師や看護管理者の意識や行動の変化とその過程を明らかにすることである. 対象はある病院の1看護単位に所属する看護師長（看護管理者）, 副看護師長や看護師（中堅看護師）の合計27人で, 自律的な看護を考える「話し合いの会」をリフレクションの機会として, 約3ヵ月間に7回行われた「話し合いの会」の逐語録と, フィールドノーツ*の解釈と分析を繰り返しながら, 質的に主題を導き出している.

　その結果, 研究参加者は「話し合いの会」の中で「リフレクションの知識の共有」「現状の共有とリフレクション」「変化の自覚と維持」の3段階を経てリフレクションを深め, 中堅看護師の看護実践における主体的変化が認められ, 看護管理者は「聞くことに集中する」「よいところを意図的に伝える」「プライマリー・ナース（受け持ち看護師）としての意識をもたせる」など, スタッフとの従来のかかわりの見直しをした. 中堅看護師と看護管理者が一緒にリフレクションの機会をもつことの意義と, 中堅看護師の自立の芽生えにリフレクションが有用であるという示唆を得ている.

　しかし, このアクションリサーチは1施設の1看護単位の参加者で実施しており, 方法および結果の一般化には, 施設や対象を変えて検証が必要であると述べている. また, この結果は, 集団としての変化である研究参加者個々の看護実践の変化を見出すにはいたっていない. 研究の継続が重要である.

　アクションリサーチは, 研究参加者と研究者の共同で行うもので, 研究者がどういう立ち位置でいるか, どこまで関与するか, 研究参加者に

　＊ フィールドノーツ：研究参加者が仕事をしているところを研究者が観察し記述した記録

はどこまで参加してもらうかなど，相互の準備が必要である．また，臨床看護師にとって，多忙な仕事の中，職場で学ぶ時間を確保することは並大抵ではない．積極的に研究参加してもらうよう事前の関係性づくりなどの工夫をする必要がある．

　アクションリサーチの研究者は，研究参加者が表出する語りを，忠実に再現し分析することが求められる．そして，臨床看護師の看護実践の中に埋め込まれた暗黙知・実践知を看護職以外の他者にもできるだけわかりやすい言葉で説明できることが，看護実践の質の保証や看護の社会的価値を高めることにつながるであろう．それらが可能であれば，アクションリサーチを研究手法として活用することの可能性が広がる．

4）エスノグラフィーを用いたリフレクションの研究

　奥野は，新人看護師に焦点を当てて，彼らは実践の中で，行為をしながら何をどのように考えているのか，看護実践プロセスにおけるリフレクションのあり様を，エスノグラフィー*を用いて明らかにした研究を報告している[21]．

　ある病院の1看護単位で働く新卒看護師4人の看護実践を約12ヵ月間にわたり参与観察**し，フィールドノーツとインタビューデータを基に，新卒看護師は「どのようにしてその実践状況の中にある問題状況に気づくのか」，「どのような手がかりをふまえて思考し，どのような判断を導き出すのか」，「行為の中でのリフレクションに影響を与える要素は何か」という3つを分析視点とし，質的記述的に分析し，新卒看護師のリフレクションのあり様を概念化している．

　その結果，新卒看護師は，「先輩からの問いかけによるリフレクション」，「納得できない実践についてのリフレクション」，「失敗経験につい

　＊エスノグラフィー：元々は人類学者が各文化の行動様式を解析し異民族を理解するためのアプローチで，近年，看護研究でもよく使われるようになった質的調査手法である．
　＊＊参与観察：社会調査法の1つで，なんらかの対象について，五感を用いて直接観察して記録・分析すること．

てのリフレクション」という3つの行為についてのリフレクションを行い，それらを通した学びが次の看護実践の中でのリフレクションに生かされていると結論づけている．

また，新卒看護師は行為の中でのリフレクションにおいて，自分よりも多くの経験をもつ先輩看護師の看護実践，あるいはその記述や語りを自分自身が関係している状況にかかわるための「手がかり」として使い，その状況の判断や対処を行っていた．さらに，その状況の判断や対処そのこと自体を，後の状況へのかかわりの「手がかり」にしていることが見出されている．

加えて，新卒看護師の実践の中でのリフレクションは，「アプロプリエイトネス（appropriateness）」，すなわち，先輩看護師の行為を見て，なぜそうしているのか，どのようにするのが適切と考えたのかと先輩看護師に聴くことができれば，自身が複雑な実践の状況を前にした時（同じような実践の状況に置かれた時）に，それを自分の実践に適用することができるかもしれない．つまり，先輩看護師の実践からの学びを自分の実践に組み込むことができると，実践行為の選択肢（引き出し）が増えたことになる．このような学びの仕方ができるような職場環境を醸成していくことが重要であると指摘している．

しかし，このエスフグラフィーを用いる研究方法は，長期間研究対象の施設に滞在し，研究対象者を長期間参与観察することが根底にあるので，論文の著者らがすでに指摘しているように，研究者の時間の確保においても限界がある．

3 リフレクション研究の今後

　ここまで，看護におけるリフレクションについての研究を概観し，現在の研究の状況を理解した．

　まず，研究方法において明らかになったのは，看護実践の中に埋め込まれている暗黙知をできるだけ可視化しようとする研究の試みは，質的研究方法が主であるということである．しかし，その分，質的研究にまといつくデータ分析の信ぴょう性や結果の了解性に関する課題が残っている．自分の看護実践をリフレクションするという，きわめて個人的な，思考という見えない事象を探求するということは，研究方法論を十分吟味する必要がある．たとえば，研究者の立ち位置や研究参加者（インフォーマント）との関係構築など，データに影響する事柄が多いので，参与観察やフィールドノーツを作成していくトレーニングを十分しておく必要があるだろう．

　一方，本章の冒頭で述べた，筆者らが開発しているリフレクション思考のアセスメントツールは，リフレクションの思考の深さ・レベルを自己評価するうえで役に立つと考えている．しかし，誤った使い方をすると，「私は（あるいは，あなたは）リフレクションがよくできる/できない」という二元論での評価につながるおそれがある．あくまでも，リフレクション思考のアセスメントは，まず自分の看護実践を記述することが前提である．そして，記述した自分の実践経験をリフレクションの思考の枠組みを用いて分析・吟味していく過程で，自分のリフレクション思考の強みや弱みを自分で発見できるのである．

　もし，こうしたリフレクションを自分一人でできない時は，気が置けない仲間とリフレクションの対話をするとよい．あくまでも，主と主の関係性の中で，看護実践力を向上させたいという目標を共有して対話すること，そして，その中でアセスメントツールが使用されるべきである．

　思考は，思考することを通してどんどん深くなる．その意味で，これ

までの因果関係を中心とした問題解決思考一辺倒ではなく，複雑で不確実な看護実践の中に埋め込まれた知を掘り起こすために，リフレクション思考に慣れること，そのためのトレーニングが重要である．その時に，どのようなトレーニング方法がリフレクティブな思考を深く促進するかといった視点での研究も必要であろう．

　また，リフレクションに必要な，自己の看護実践経験を記述するという行為，いわゆるリフレクティブジャーナル・ライティングについての吟味も重要である．20年以上にわたってリフレクティブジャーナルを自分自身で書き，学生に教えてきたWood[22]は，リフレクションのジャーナル・ライティングについていくつかのポイントを挙げている．ジャーナル・ライティングの目的は，「何かをはっきりさせること」，「あなたの学習スタイルは何かを知ること」，「専門職として継続的に成長することに対してコミットメントすること」などである．そして，ジャーナル・ライティングの様式や書き方に決まりはなく，自分で書きやすいように書くことを推奨している（125ページ参照）．
　また，初めてリフレクションのジャーナル・ライティングをする人のために，自分のお好みのノートや様式を選ぶこと，そしてそれを保管する場所を決めること，ほぼ定期的にそのノートを開いて，そうすることが習慣になるように短くてもいいから何かを書くこと，自由に書くこと，書いていることを読み返して内なる自分を見る習慣をつけること，楽しんで書いたり自分を見つめたりすることを勧めている[23]．
　このように，ジャーナル・ライティングで書かれたものは，原則的に個人のものである．誰かに見せるものではない．かといって自分だけの独りよがりの分析は，リフレクション思考の核となる批判的分析に影を落とす可能性もある．ジャーナル・ライティングの質とリフレクション思考の深さはどう関係するのだろうか．研究テーマの1つである．

　以上のように，看護実践という行為の中に埋め込まれている実践知を，リフレクションを深化することで可視化しようとする，きわめて実

践的な知の創出に関して,「どのようなトレーニング方法がリフレクティブな思考を深く促進するか」や「ジャーナル・ライティングの質とリフレクション思考の深さはどう関係するか」といった研究の切り口や,どのような研究方法を用いて見出していくのかなど,まだまだ検討すべき事柄は多いというのが現状である.

▶文献

1) Dewey J : How We Think : A Restatement of the Relation of Reflective Thinking to the Educative Process, Heath, 1933
2) Schön DA : The Reflective Practitioner : How Professionals Think in Action, Temple Smith, 1983
3) Schön DA : Educating the Reflective Practitioner : Toward a New Design for Teaching and Learning in the Professions, Jossey-Bass, 1990
4) 前掲書3), p.26
5) Ruth-Sahd LA : Reflective practice : a critical analysis of data-based studies and implications for nursing education. J Nurs Educ 42 (11) : 488-497, 2003
6) 前掲書5), p.495
7) 田村由美,中田康夫,平野由美ほか:実践的思考能力としてのリフレクション能力育成のための指導の実際:リフレクティブジャーナルを活用して.看護教育 44 (6) : 452-456, 2003
8) 田村由美:看護実践力を向上する学習ツールとしてのリフレクション.看護教育 48 (12) : 1078-1087, 2007
9) 中田康夫,田村由美,藤原由佳ほか:基礎看護学実習Iにおけるリフレクティブジャーナル導入の効果—リフレクティブなスキルの活用の有無による検討.神大医保健紀要 18 : 131-135, 2002
10) 中田康夫,田村由美,渋谷幸ほか:リフレクティブジャーナルの早期導入の意義—リフレクティブなスキルの活用状況の比較による検討.神大医保健紀要 19 : 27-32, 2002
11) 田村由美,中田康夫,渋谷幸ほか:科目「看護援助技術演習」における3つの教授学習方法の導入—ピアリーダーシップ・リフレクティブジャーナル・チューター制.日本看護学教育学会誌 14 (1) : 47-56, 2004
12) 田村由美:看護基礎教育におけるリフレクションの実践.看護研究 41 (3) : 197-208, 2008
13) 藤井さおり,田村由美:わが国におけるリフレクション研究の動向.看護研究 41 (3) : 183-196, 2008
14) 上田修代,宮崎美砂子:看護実践のリフレクションに関する国内文献の検討.千葉看護学会会誌 16 (1) : 61-68, 2010
15) 前掲書14), p.61

16) 前掲書 13），p.184
17) 前掲書 13），p.184
18) 前掲書 13），p.192-193
19) 前掲書 14），p.61
20) 武口真理花：リフレクションによる中堅看護師の自律の芽生えに関する実践的検討．日看管会誌 15（2）：147-157, 2011
21) 奥野信行：新卒看護師は看護実践プロセスにおいてどのように行為しつつ考えているか―臨床現場におけるエスノグラフィーから．園田学園女子大学論文集 44：55-74, 2010
22) Wood J：Transformation Through Journal Writing：The Art of Self-Reflection for the Helping Professions, Jessica Kingsley Pub, 2012
23) 前掲書 23），p.24-25

あとがき

　リフレクションに出会ってかれこれ20年になるだろうか．筆者自身の看護実践をリフレクションすることが始まりだった．いつしか，リフレクションは思考の仕方の1つであり，リフレクション思考が看護師の実践の思考の仕方にぴたりとマッチしていること，専門職として成長・発達するために重要であると捉えるにいたった．そして，リフレクションはその基盤スキルを含めて習得できるスキルだという考えの下，広くリフレクションを理解・習得してもらうために，教育・研修に取り組んできた．まずは看護基礎教育の中で学生たちとリフレクションの学習に取り組み，それから臨床看護師を対象としたリフレクション学習，看護教員や看護管理者を対象としたリフレクション学習へと徐々に広げた．リフレクションをあえてカタカナで表記して用いたのは，カタカナ表記の方がより多くの人に受け入れられやすいと考えたためでもある．

　このところ，リフレクションの意味や，看護においての意味や意義が浸透してきていることを実感する．それには，リフレクション学習の機会に主体的に参加した看護学生，看護師，看護教員，看護管理者が，学習後にさらにリフレクションを広めてくれていることも寄与していると思う．また本書の実践内容は，彼（女）らとの学習の積み重ねからなっており，その意味で本書は，彼（女）らとの協働によってでき上がったといってもよい．

　筆者は自分を「できの悪い学生」「できの悪い看護師」だと思っていた．今も，私のような者が看護教員をしてよいのだろうかと自問することも多い．しかし，20年以上前のことだが，国際救援活動に従事していたある時，そんな私の看護実践が素晴らしいとほめられたことがある．その時筆者は，これは私個人ではなく，日本の看護師の看護実践の質の高さが評価されたのだと思った．そして，日本の看護師の端くれであっても，その一員であることがとても誇らしくうれしかった．

　一方で，看護師でない他者からのこの言葉は，「何をもって他者にその

看護が素晴らしいと言わしめるのだろうか」という疑問を抱かせた．そのこともあって，臨床現場の看護師は素晴らしい実践知をもっているが，彼（女）らはそのことに気づかないでいるし，気づいてもそれに価値や意味を見出せないでいる．つまり，日常の看護実践をすべてルーチン化して行っているように見えるのは，その行った行為を当たり前のこととして流してしまっているからではないだろうかと考えるにいたったのである．リフレクションとの出会いは，渡りに船であった．

　日本の臨床看護師が自分たちの実践知やその価値に気づくためには，自ら自分の看護実践の専門性や独自性について他者にわかるように説明することが必要である．リフレクション思考はそのことを可能にすると考えた．そして，看護師としての誇りと自信をもってほしいと思った．それは筆者自身に対して言い聞かせていることでもある．

　誤解のないように断っておくが，自分の看護実践に自信をもつことは決して驕る(おご)ることではない．看護実践に責任をもつことである．看護師は「看護する」ことを専門にする専門職者である．そうであるなら，自分の「する看護」あるいは「した看護」に対して責任をもつのは当然である．責任をもつとは，最善を尽くしてその仕事をなすと約束できることであり，その結果でもある．リフレクション思考は，看護師が専門職として在るために必要不可欠ともいえる．

　社会的にみると，看護師の仕事は，人々の生活全体にかかわるため，専門性が他者にはわかりにくい．だからこそ，日々の仕事の中で看護師は，何を，どのように考えて，それを行っているのかを，他者にわかるようにしていくことが重要である．

　リフレクションは1つの思考の仕方である．思考はプロセスであり，そのことを考えている間は螺旋式に動いている（考え続けている）．また，思考は「深い」「浅い」などと表現される．熟達した看護師は，深いリフレクション思考を身につけて実践している．それをどのように測ればよいだろうか．試みとして，筆者らはリフレクション思考の深さ（広がり）を自己評価したり，リフレクションの学習を促進したりするのに活用できるような指標開発に取り組んでいる．第7章にその開発過程と現段階での指標を示している．

再度ここで強調しておきたいのは，この指標は，教員が学生に，あるいは看護師長がスタッフ看護師に対してリフレクション思考がどの程度できているか査定するためのものではないということである．また，この指標を使用するには，まず自分自身の看護実践を1つ取り上げて記述することが前提である．この自分の実践の記述なしにこの指標は使えないし使うべきではない．そしてその記述を土台に，その看護行為の中に反映されている自分の考え方や感情，その看護実践の根拠などを自分自身に問い，自分でそれに答えていくことを繰り返す．つまり，筆者らが望んでいるのは，「できた・できない」の判定ではなく，この指標を用いて自分のリフレクション思考の深さや自分の看護実践そのものを吟味し，さらによりよい看護実践を生成してほしいということである．

　言わずもがな，私たちは考えながら何かをしている．考えた結果何かをする時でさえも，それをしている最中に考えているのである．看護をしていることに置き換えても同じである．
　かつて日本の看護界は，看護過程という看護実践過程を米国から学んだ．アセスメント，問題の明確化（看護診断），看護計画，計画された看護の実施，評価・修正のサイクルである．看護の対象のその人（々）の何をどのようにアセスメントするのか．看護の対象の人（々）の身体的，精神的，社会・文化的側面すべてからその人（々）の今の健康を捉え，その状態がいわゆる健康という客観的指標にどの程度近いか，外れているかでもって，何がその人（々）の健康上の問題なのかを判断することだと学んだ．そして，その問題の解決に向かって看護師は看護介入を行う．行った看護の結果はその人（々）の健康状態がどうよくなったかという指標で評価し計画修正を行う．看護過程は日本の看護界に瞬く間に広がった．
　システマティックで直線的なこの思考がよく思えた時もあったが，何だか腑に落ちないことも多かった．この看護過程のサイクルでは，その人を全人的に捉えて看護計画を導くものの，具体的な看護計画の日々の看護の実施は，シフトワークの特徴から，その日の担当看護師個々にゆだねられる．この看護師個々の実践こそが，質の高い看護の決め手になる．しかしながら，看護師個々の看護はどのように行われているのかということはほとんど記録に残らない．「*その時，その看護師（自分）は，その状況の何*

をどのように考えて，*その看護行為を最善だと判断し*，*そのようにしたのか*」は，どこに記録されているのだろうか．実際には，この結果として他者から見える看護師の行動が看護実践である．通常，他者は，その行動を見て素晴らしい看護師というのであり，その行動の結果までは見ていない．

　看護過程はプロセス思考の1つだが，一般にいうプロセス思考のPDCA（Plan-Do-Check-Act）サイクルとは異なる．筆者は看護過程の思考プロセスの中にはリフレクションの思考が埋め込まれているのだと確信している．現に，第1章でも紹介したように，ナイチンゲールは，観察とリフレクションを対比し，観察がその事象の客観的事実を教えてくれるなら，リフレクションはその事実のもつ意味を教えてくれるのだと述べている．そして，両方とも同じくらいたくさんトレーニングして身につけることが看護にとって重要であることを示している．

　看護教員には，基礎教育にリフレクション学習を取り入れてほしいと思うが，看護実践の思考のスキルとして学習している看護過程の学習とリフレクションの学習とを分けるのではなく，看護過程の学習の中にリフレクションの学習を組み込むことを期待する．

　看護管理者にとっては，看護管理の日々の実践をリフレクションすることは，よりよい看護管理者に成長するための学習の1つとなり，さらに，スタッフのリフレクション思考を促進することは，看護実践の質を向上させるための組織づくりに役立つのではないかと考える．

　臨床の看護師はすでにみなリフレクティブであると思うが，よりよい看護実践を目指し，リフレクション学習を卒後の継続教育や日々の業務の質向上の手段に取り入れることを期待する．

　研究という点では，第8章で述べたように，看護におけるリフレクションに関する研究はまだまだ少ない．リフレクションは思考の仕方だけに，研究方法論1つとっても難しい．リフレクションを教育・実践に取り入れている看護師や看護教員の方々とのネットワークをつくり探求を続けたいと考えている．

あとがき

　筆者らは，約20年にわたりリフレクションの教育・研修に取り組んできた．自身が看護師としても，看護教員としても，研究者としてもまだまだ未熟であることは承知の上で，本書はその一区切りとしてまとめた．したがって，本書に解釈の誤りや偏った見方があるとしたら，すべて筆者らの責任である．失笑やお叱りもあるかと覚悟しつつ，看護におけるリフレクションの思索が深まるようなご意見をいただくことを願う．

　本書は筆者らの恩師ともいうべき津田紀子先生がいてこそできあがったものである．ご都合により本書の執筆者としてお名前を載せられなかったが，いつも悩むたびに示唆に富むアドバイスをくださり，ここまで育ててくださった．改めて感謝申し上げる．また，本書は企画から2年の歳月を経て，ようやく刊行にたどり着いた．これは，多忙を言い訳にしてきた筆者らの怠慢である．それにもかかわらず，その間，辛抱強く筆者らの執筆原稿の細部にまでわたりご指導いただき，刊行の日の目を見るようご尽力いただいた南江堂の竹田博安氏に感謝申し上げる．そして最後に，忙しさでかまえない時も我慢し，支えてくれる家族にありがとうと言いたい．

2014年11月

　　　　　　　　　　　　　　　　　　　秋の深まりを感じながら

　　　　　　　　　　　　　　　　　　　　　　　　　　著者を代表して
　　　　　　　　　　　　　　　　　　　　　　　　　　田村由美

索引

---- **用語索引** ----

▼あ

アイコンタクト　136
あいづち　136
アクションリサーチ　179
アセスメント　150
アセスメント指標（海外の）
　159
アセスメント指標（日本の）
　161, 164
あなたの価値リスト　110
暗黙知　86
うながし　138
うなずき　136
エスノグラフィー　180
オープンでパワフルな質問　141

▼か

獲得としての学習　46
看護管理　83
看護基礎教育　6, 60, 63
看護教育　55
看護継続教育（継続教育）
　45, 47, 48, 71
看護マネジメント　83
感情の分析トレーニング　116
管理者　92
木の上のクマ　112

キャリア　56
キャリアマネジメント　56
グランドルール　168
クリティカルリフレクター　159
クリニカルラダー　46
経験　16
経験学習　29
形式知　86
形成的評価　150
継続教育　45, 47, 48, 71
傾聴する　134, 135
行為についてのリフレクション
　17, 19
行為の中のリフレクション
　17, 19
コーチングスキル　134

▼さ

自己気づき　92
自己への気づきのスキル
　102, 103, 109
実践的思考能力　38
自分の経験を語る　115
ジャーナル・ライティング　183
承認する　134, 139
ジョハリの窓　103
シングルループ学習　98
新人看護師教育　71

新人看護職員研修ガイドライン　7
人生地図　111
スキル　101, 102
スキルのトレーニング法　109
正統的周辺参加学習　47
総括的評価　150
総合のスキル　102, 107, 118
組織　94

▼た

他者の表現の検討　113
ダブルループ学習　98
チーム　94
沈黙に耐える　138
ディベート　117
同僚間フィードバック　132

▼な

ナレッジマネジメント　87
ノンリフレクター　159

▼は

パワフルクエスチョン　141
ピア・コーチング　132, 143
ピア・フィードバック
　　132, 143
批判的思考能力　38
批判的分析のスキル
　　102, 106, 116
評価　150
評価のスキル　102, 108, 118
描写のスキル　102, 105, 113

フィードバック　77, 129
フィードバックのスキル　134
フィールドノーツ　179
プラクシス　33
プリセプター　44

▼ま

マネジメント　84
目標管理　57

▼ら

リフレクション演習　122
リフレクション学習　120
　　—のサイクル　126
　　—の目的　28
リフレクション研究（海外の）
　　172
リフレクション研究（日本の）
　　174
リフレクション研修　167
リフレクションシート　124
リフレクションの
　　—アセスメント　149
　　—過程と成果　155
　　—基礎理論　13
　　—スキル　101, 102
　　—定義　20, 27
　　—トレーニング　120
　　—深さと広がり　157
リフレクター　159
リフレクティブサイクル
　　29, 165
リフレクティブ実践家　17

リフレクティブジャーナル　125
リフレクティブジャーナル・ライティング　183
リフレクティブ・プラクティショナー　17
レビュー　172,　175

▼英数字

NRAT　159
reflection-in-action　17,　19
reflection-on-action　17,　19

人名索引

Argyris C　94
Ashord D　154
Atkins S　21,　102
Benner P　45
Boud D　20,　102,　159
Boyd EM　20,　130
Bulman C　30,　33,　79,　109
Burnard P　150
Burns S　64,　176
Dev m Rungapadiachy　92
Dewey J　14,　171
Drucker PF　58,　84
Dunn N　145
Eisen MJ　132
Fales AW　20,　130
Findlay N　159
藤井（Fujii S）　175
Gibbs G　29,　109,　163
Gielen S　130
Goodman J　159
Henderson FC　58
菱沼（Hishinuma Y）　26
Jasper M　16
Johns C　33
Keogh R　20
Kolb D　29

Mantozoukas S　65
McGregor D　58
Mezirow J　102,　159
Mory EH　130
Murphy C　21,　102
Nariciss S　130
Nightingale F　18
野中（Nonaka I）　87
奥野（Okuno N）　180
Pajet T　152
Polanyi M　34,　86
Reid B　20,　130
Rogers RR　21
Ruth-Sahd LA　172
Schleh EC　58
Schön DA　17,　19,　94,　171
Schuts S　153
Sfard A　46
Sternberg RJ　92
武口（Takeguchi M）　179
上田（Ueda N）　175
Waddell DL　143
Wagner RK　92
Walker D　20
Wong F　159
Wood J　183

************ 著者紹介 ************

田村　由美
　　た むら　ゆ み

日本赤十字広島看護大学学長

<略歴>
松山赤十字看護専門学校卒業後，松山赤十字病院に入職
1987 年　聖路加国際病院 ET スクールクリーブランドクリニック分校修了，Enterostomal Therapist 認定
2000 年　移行措置により現在の皮膚・排泄ケア（WOC）認定看護師認定
1993 年　佛教大学社会学部社会福祉学科卒業（社会学学士）
1996 年　英国ロンドンサウスバンク大学（LSBU）大学院インタープロフェッショナル ヘルス＆ウェルフェア研究科修了（科学修士）
2003 年〜2007 年　同大学博士課程在籍
2012 年　博士学位取得（人間科学・早稲田大学）

香川医科大学看護学科（現香川大学医学部看護学科）講師，神戸大学医学部保健学科・大学院保健学研究科准教授，教授，日本赤十字看護大学共同災害看護学博士課程教授などを経て 2020 年 4 月より現職

池西　悦子
　　いけにし　えつ こ

大阪医科大学看護学部教授

<略歴>
国立療養所兵庫中央病院附属看護学校卒業後，国立神戸病院に入職
近畿大学法学部法律学科卒業（法学学士）
1992 年　厚生省看護研修研究センター看護教員養成課程修了
2000 年　兵庫県立看護大学大学院看護学研究科修士課程修了（看護学修士）
2008 年　神戸大学大学院医学系研究科博士後期課程修了（保健学博士）

岐阜県立看護大学看護学部看護学科講師，園田学園女子大学人間健康学部人間看護学科准教授，滋慶医療科学大学院大学医療管理学研究科教授などを経て 2018 年より現職

看護の教育・実践にいかすリフレクション

2014 年 12 月 10 日　第 1 刷発行 2020 年 5 月 20 日　第 4 刷発行	著　者　田村由美，池西悦子 発行者　小立鉦彦 発行所　株式会社 南 江 堂 〒113-8501 東京都文京区本郷三丁目42番6号 ☎（出版）03-3811-7189 （営業）03-3811-7239 ホームページ https://www.nankodo.co.jp/ 振替口座 00120-1-149

印刷・製本　横山印刷
装画　いわがみ綾子

Activating Reflection in Nursing Education and Practice
- A Key to Flourishing in Nursing -
© Nankodo Co., Ltd., 2014

定価はカバーに表示してあります．　　　　　　　　　Printed and Bound in Japan
落丁・乱丁の場合はお取り替えいたします．　　　　　　ISBN 978-4-524-26765-1

本書の無断複写を禁じます．
JCOPY〈出版者著作権管理機構 委託出版物〉
本書の無断複写は，著作権法上での例外を除き，禁じられています．複写される場合は，そのつど事前に，出版者著作権管理機構（TEL 03-5244-5088，FAX 03-5244-5089，e-mail: info@jcopy.or.jp）の許諾を得てください．

本書をスキャン，デジタルデータ化するなどの複製を無許諾で行う行為は，著作権法上での限られた例外（「私的使用のための複製」など）を除き禁じられています．大学，病院，企業などにおいて，内部的に業務上使用する目的で上記の行為を行うことは私的使用には該当せず違法です．また私的使用のためであっても，代行業者等の第三者に依頼して上記の行為を行うことは違法です．

〈関連図書のご案内〉

*詳細は弊社ホームページをご覧下さい《www.nankodo.co.jp》

ナラティヴでみる看護倫理 6つのケースで感じるちからを育む
鶴若麻理・麻原きよみ 著　　　　　　　　B5判・126頁　定価(本体1,900円+税)　2013.12.

病棟マネジメントに役立つ！みんなの看護管理
任 和子 編　　　　　　　　　　　　　　B5判・164頁　定価(本体2,400円+税)　2013.6.

かんたん看護研究
桂 敏樹・星野明子 編　　　　　　　　　　B5判・232頁　定価(本体2,400円+税)　2012.12.

あなたのプレゼン 誰も聞いてませんよ！ シンプルに伝える魔法のテクニック
渡部欣忍 著　　　　　　　　　　　　　　A5判・226頁　定価(本体3,000円+税)　2014.4.

今日の助産 マタニティサイクルの助産診断・実践過程 (改訂第3版)
北川眞理子・内山 和美 編　　　　　　　　A5判・1,190頁　定価(本体8,800円+税)　2013.10.

疾患・症状別 今日の治療と看護 (改訂第3版)
永井良三・大田 健 総編集　　　　　　　　A5判・1,494頁　定価(本体9,000円+税)　2013.3.

みえる人体 構造・機能・病態
佐藤達夫・松尾 理 監訳　　　　　　　　　A4変型判・256頁　定価(本体4,500円+税)　2009.10.

ブレインブック みえる脳
養老孟司 監訳　　　　　　　　　　　　　A4変型判・256頁　定価(本体4,000円+税)　2012.8.

みえる生命誕生 受胎・妊娠・出産
池ノ上 克・前原 澄子 監訳　　　　　　　A4変型判・256頁　定価(本体5,600円+税)　2013.11.